Kathryn Butler
Am Puls der Gnade
Gedanken und Erlebnisse einer Unfallchirurgin

Für David, meinen Bruder im Himmel,
der vielen ein Licht der Gnade war.
Wir lieben dich, mein Freund.
Du darfst jetzt vor dem Thron jubeln und jauchzen.

Kathryn Butler

Am Puls der GNADE

Gedanken und Erlebnisse
einer Unfallchirurgin

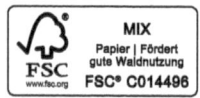

Kathryn Butler
Am Puls der Gnade
Gedanken und Erlebnisse einer Unfallchirurgin

Best.-Nr. 271753
ISBN 978-3-86353-753-1
Christliche Verlagsgesellschaft Dillenburg

Titel des amerikanischen Originals:
Glimmers of Grace: A Doctor's Reflections on Faith, Suffering, and the Goodness of God
© 2021 by Kathryn Butler
Published by Crossway, a publishing ministry of Good News Publishers, Wheaton, Illinois 60187, U.S.A.
This edition published by arrangement with Crossway. All rights reserved.

Wenn nicht anders vermerkt,
wurde folgende Bibelübersetzung verwendet:
Elberfelder Bibel 2006, © 2006 by SCM R.Brockhaus in der
SCM Verlagsgruppe GmbH Witten/Holzgerlingen.
Außerdem wurde verwendet:
NeÜ bibel.heute,
© 2010 Karl-Heinz Vanheiden und Christliche Verlagsgesellschaft (NeÜ).

1. Auflage
© 2022 Christliche Verlagsgesellschaft Dillenburg
www.cv-dillenburg.de

Übersetzung: Svenja Tröps
Satz und Umschlaggestaltung: Christliche Verlagsgesellschaft Dillenburg

Druck: GGP Media GmbH, Pößneck
Printed in Germany

Inhalt

Einführung

Fürchte dich nicht, denn ich habe dich erlöst!
Ich habe dich bei deinem Namen gerufen,
du bist mein. Wenn du durchs Wasser gehst,
ich bin bei dir, und durch Ströme,
sie werden dich nicht überfluten.
Jesaja 43,1b-2

Ich war mitten in der chirurgischen Ausbildung, als eine einzige Nachtschicht in der Notaufnahme meinen Glauben an Gott zerschellen ließ.

Rückblickend würde ich mich als Namenschristen bezeichnen. Mein Bild von Gott gründete sich mehr auf Gefühle als auf biblischen Wahrheiten. Doch in dieser besagten Nacht hörten zu viele Herzen unter meiner Hand auf zu schlagen, und mein fadenscheiniger Glaube fing an, sich aufzulösen. Am nächsten Morgen und dem Ende meiner Schicht fühlte ich mich leer, als wäre mir ein lebenswichtiges Organ aus dem Leib gerissen worden. Zwar sehnte sich mein Körper nach Ruhe; dennoch nahm ich eine zweistündige Autofahrt auf mich in der verzweifelten Hoffnung, wieder die Verbindung zu etwas Gutem, Wahrem zu finden.

Es war einer dieser wunderschönen Oktobertage, an denen Neuengland in Juwelenfarben erstrahlt. Ich hielt an einer Brücke in den Berkshire Mountains, wo sich der Connecticut River blau und gesprenkelt zwischen den wie in Flammen stehenden Bergen hindurchwindet. Inmitten dieser schönen Kulisse schloss ich die Augen zu einem Gebet.

Doch kein Wort kam aus meinem Mund. Vor meinem inneren Auge sah ich nur meine blutbeschmierten Handschuhe und die Augen eines Jungen, die in ihrem letzten Blick erstarrt waren. Ich hörte seine Mutter laut schreien, während sie in ihrem Schmerz auf dem Boden zusammenbrach.

Ich öffnete die Augen wieder und ließ meinen Blick über den Horizont gleiten, auf dem Gottes Fingerabdrücke zu glitzern schienen. Wie sehr wünschte ich mir, die Gewissheit, dass er ein guter Gott ist, würde mich wie ein Blitz treffen und mein Innerstes durchdringen.

Aber in mir war nicht einmal der Funke eines Glaubensfeuers. Stattdessen quälten mich viele Fragen: *Wie können Menschen einander ansehen und keinen Wert im anderen erkennen? Wie kann Gott so etwas Böses zulassen? Wie kann er zulassen, dass Leid Menschen zerstört, die ihre Familien lieben, die von Glück träumen und auf bessere Zeiten hoffen, so wie wir alle?*

Am nächsten Tag im Krankenhaus machte ich meine übliche Runde. Ich kümmerte mich wie immer um meine Patienten, sah mir schwarz-weiße CT-Aufnahmen an und löste Verbände von Wunden. Aber in meinem tiefsten Inneren hatte sich etwas verhärtet. Meine Glieder gingen ihrer gewohnten Routine nach, doch meine Gedanken befanden sich noch immer auf dieser Brücke und sehnten sich nach dem Gott, dem ich den Rücken zugekehrt hatte.

Hoffnung in der Wüste

Viele kennen diese Glaubenszweifel, wie ich sie im Krankenhaus hatte. In all den Jahren, in denen ich kranke Patienten, Kollegen und Freunde begleitete, habe ich hautnah erlebt, wie Krankheit unser Verständnis von Gottes Liebe bedrohen kann. Im Gottesdienst singt man Gott noch mit Inbrunst Loblieder, doch wenn wir keine Luft mehr bekommen, wenn der Schmerz nicht loslässt oder wenn wieder einmal eine Behandlung fehlgeschlagen ist, rückt seine Gegenwart in weite Ferne.

Auch wenn wir nicht selbst erkranken, werden wir doch alle von den Schockwellen erfasst. Vielleicht saßt du am Bett einer dir nahestehenden Person, und während sich die Falten der geliebten Hand, die du einfach nicht loslassen willst, in dein Gedächtnis einprägten, hast du dir über die Frage den Kopf zerbrochen, wo in alledem Gottes Plan zu erkennen sein soll. Vielleicht hast du dich aber auch dazu entschlossen, dein Leben der Pflege von Kranken zu widmen, und du hinterfragst regelmäßig Gottes Mitgefühl, wenn Kinder sterben oder wenn Familien durch schlimme Unfälle ihrer Liebsten beraubt werden. *Wo ist Gott?*, fragst du dich. *Warum antwortet er scheinbar nicht, wenn ich bete?* Ob du nun selbst schwer erkrankt bist oder jemand, den du liebst, oder aber ob du Kranke pflegst – im Krankenhaus kann man die dunkelsten Stunden erleben, und es drängen sich Zweifel an Gottes Liebe oder gar an seiner Existenz auf.

Schnelle Antworten können derartige Qualen nicht mindern. Nichts auf der Welt kann den Schmerz wegnehmen, wenn der Bildschirm des Kardiogramms eine Nulllinie zeigt, oder die Fragen auslöschen, wenn der Schmerz uns lähmt. Unsere einzige Hoffnung und eine zufriedenstellende Antwort finden wir, wenn wir uns mit Herz, Verstand und Seele an den Wahrheiten der Bibel festhalten: dass Gott „barmherzig und gnädig, langsam zum Zorn und reich an Gnade und Treue" ist (2. Mose 34,6) und dass er „die Welt [so] geliebt [hat], dass er seinen einzigen Sohn gab, damit jeder, der an ihn glaubt, nicht verloren geht, sondern ewiges Leben hat" (Johannes 3,16).

Auch wenn uns die Verzweiflung den Blick auf Gott verschleiert, versichert uns sein Wort, die Bibel: *Er ist da.* Er ist heilig und gnädig, der große „ICH BIN", der Manna vom Himmel herabfallen lässt, um die Hungrigen satt zu machen (2. Mose 3,14; 16,4; 34,6). Aus Liebe gab der Vater seinen eingeborenen Sohn für uns hin (Johannes 3,16). Aus Liebe steht ebendieser Sohn nun für uns ein, wenn der „Lohn" der Sünde uns niederzudrücken droht (1. Johannes 2,1-2; Römer 8,34; Epheser 2,4-7). Er geht mit uns, wenn unser Körper schwächer wird und nach und nach kaputtgeht, wenn unsere Hoffnungen zerbröckeln und sich schließlich in alle Winde zerstreuen (Psalm 34,19). Wenn die Flut steigt, hält er unseren Kopf über der Wasseroberfläche (Jesaja 43,2). Er hat selbst unsäglich gelitten (Jesaja 53,3) und umschließt uns mit seiner Liebe – ganz egal, welche schlechte Nachricht wir erhalten oder welche Ängste wir auszustehen haben. In ihm haben wir Vergebung. In ihm haben wir ein Leben jenseits des Todes, jenseits unserer vergänglichen Hülle (1. Korinther 15,55).

Auch wenn wir in Bedrängnis geraten und niedergeschlagen durch Flure schlurfen, den Geruch von Desinfektionsmittel in der Nase und den Aufklärungsbogen in der Hand: Gottes Güte ist unveränderlich. Seine Liebe zu uns, die er in Christus gezeigt hat, bleibt bestehen. Seine Treue hört niemals auf.

Wenn die Sünde Körper und Seele quält, ziehen wir unsere einzige Hoffnung aus dem inspirierten Wort Gottes. Allein durch die Bibel können wir uns daran erinnern, wer er ist und was er für uns in Christus getan hat – aus Liebe zu uns. Und wenn wir uns an die Verheißungen erinnern, die Gott bereits erfüllt hat, und unseren Blick auf die richten, die er uns für die Zukunft gegeben hat, dann erblühen die Geschichten unseres Lebens mit Beispielen seiner Gnade.

Eine Einladung, sich zu erinnern

In diesem Buch möchte ich dich einladen, dich gemeinsam mit mir an Gottes unerschütterliche Liebe zu erinnern, die uns auch inmitten von medizinischem Elend umhüllt. Als ich darüber nachdachte, dieses Buch zu schreiben, betete ich zum Herrn, und dabei kamen mir immer wieder Bibelverse in den Sinn, in denen es um das Erinnern geht: Josua richtete ein Denkmal aus zwölf Steinen auf (Josua 4,1-7); der sterbende Mose ermahnte sein Volk, sich immer an die Taten Gottes zu erinnern (5. Mose 4,9); Asaf richtete seine Gedanken auf das, was Gott bereits getan hatte, um sich in der Verzweiflung aufrechthalten zu können (Psalm 77,9-11); Jesus forderte seine Jünger am Abend vor seiner Hinrichtung auf, sich mithilfe von Wein und Brot an ihn zu erinnern (Lukas 22,19). Solche Bibelabschnitte machen deutlich, dass wir lernen können, seine leitende Hand zu erkennen, wo wir bislang nur Leid sehen – wenn wir uns nur an Gottes Gnade erinnern. Wir erkennen Streiflichter der Gnade, die durch die Dunkelheit schimmern wie unvergängliche Sterne.

Dieses Buch hat einen anderen Schwerpunkt als mein erstes Buch *Between Life and Death*. Das Anliegen dieses ersten Buches war es, praktische Hilfestellung zu leisten, und so fanden sich darin viele medizinische Studien und Tabellen. In dem vorliegenden Buch hingegen stehen persönliche Zeugnisse und

Eindrücke aus meiner Stillen Zeit im Vordergrund. Ich möchte die Erlebnisse verwalten, die Gott mir während meiner Zeit im Krankenhaus anvertraut hat. Wie Jackie Hill Perry[1] es so schön ausgedrückt hat, lade ich dich mit diesem Buch ein, mit mir gemeinsam anzubeten.

In den meisten der folgenden Kapitel finden sich Geschichten aus meinem eigenen Erleben als Chirurgin auf einer Intensivstation und als Freundin erkrankter Personen, die ich mit biblischen Aussagen in Verbindung zu bringen versuche. Kapitel mit Andachtscharakter, gekennzeichnet durch kursiv gesetzte Titel, wechseln sich mit Fallbeispielen ab und konzentrieren sich darauf, wie medizinische Routinehandlungen – das Legen eines Venenzugangs, eine Bluttransfusion und so weiter – eine Erinnerung an die Gnade Gottes in uns wecken können. Diese kürzeren Kapitel schließen mit einem Gebet ab und reflektieren mein Anliegen, dass der Heilige Geist uns Herzen geben möge, die verstehen, und Augen, die Gottes Liebe in Aktion sehen – selbst im zuweilen erschöpfenden Alltagstrott eines Krankenhauses (5. Mose 29,4).

Dieses Buch ist in drei Teile gegliedert. Im ersten Teil werden wir uns in groben Zügen ansehen, wie die medizinischen Umstände unseren Glauben herausfordern können. Im zweiten Teil werden wir in der Bibel erforschen, *wer Gott ist,* während es im dritten Teil darum gehen soll, *was Gott für uns getan hat,* insbesondere durch Jesu Tod und Auferstehung. Im Anhang schließlich findest du konkrete Hilfen, zum Beispiel in Form eines Glossars und von Bibelversen, die man auswendig lernen sollte, bevor die Krankheit im eigenen Leben zuschlägt.

---

1 Jackie Hill Perry, *Gay Girl, Good God* (Nashville, B&H Books, 2018), S. 192.

Zum Schutz der Privatsphäre Einzelner habe ich personenbezogene Daten wie Namen, Diagnosen und Geschlecht verändert. Die Geschichten und Dialoge sind jedoch so wiedergegeben, wie es meine Notizen und meine Erinnerung erlauben. Besondere Aufmerksamkeit habe ich dem Zeugnis meines verstorbenen Freundes David gewidmet, durch den ich in sechs Monaten mehr über den Glauben gelernt habe als in über zehn Jahren in meiner Funktion als Ärztin. Ich bin seiner Familie, besonders seiner Schwester Roxi – die mittlerweile auch mir eine Schwester geworden ist – zutiefst dankbar, dass ich seine Geschichte hier erzählen darf und dass sie die entsprechenden Kapitel noch einmal für mich überarbeitet haben.

Ich hoffe sehr, dass du durch die folgenden Seiten ermutigt wirst, denn selbst in den schrecklichsten Momenten im Krankenhaus wird Gott dich immer ganz fest in seiner Hand halten. So, wie er das Wasser des Roten Meeres unter Moses Stab teilte (2. Mose 14,21-22), so bereitet er auch für uns durch Christus einen Weg, indem er uns weg aus der Abhängigkeit von unserem zerfallenden Körper hin zu einer ewigen Gemeinschaft mit ihm führt.

Wir wollen uns gemeinsam daran erinnern, dass unser gewaltiger, liebender Gott in Christus sogar dem Tod seinen Stachel genommen hat (1. Korinther 15,55). Wenn sich der Herzschlag beschleunigt und das Überwachungsgerät Alarm schlägt, bleibt Gott barmherzig, großzügig, gnädig, voller überfließender Liebe und Treue (2. Mose 34,6). Um uns herum mag alles im Chaos versinken. Die Wasser steigen unaufhaltsam. Du klammerst dich vielleicht am Geländer einer Brücke fest und sehnst dich danach, gerettet zu werden. Aber in Christus wird dich Gottes Liebe durch den Sturm tragen, und durch sein Wort werden Streiflichter seiner Gnade durch die Dunkelheit strahlen.

TEIL 1

Der Weg durch die Wüste

Er gab acht auf deine Wanderung durch diese
große Wüste: Diese vierzig Jahre ist der HERR,
dein Gott, mit dir gewesen.

5. MOSE 2,7

1.

Deine Großtaten will ich erzählen

„Sie sollen sprechen von der Kraft
deiner furchtbaren Taten,
und deine Großtaten will ich erzählen."
PSALM 145,6

„Sie sollten schnell kommen!"

Ich hörte, wie sie tief Luft holte. Wir hatten in den vergangenen Monaten so viel Zeit miteinander verbracht, gemeinsam so viel Schreckliches erlebt, dass ich sie vor meinem inneren Auge sehen konnte, mit der Hand an der Stirn, den Augenfalten, die tiefer wurden, während sie sich mit den Fingern durch die Haare fuhr. Wir hatten schon so manches erschütternde Gespräch am Telefon geführt, aber dieses Mal war es anders. In der länger werdenden Stille zwischen uns bemerkte ich, dass auch ihr das bewusst wurde.

„Wie viel Zeit habe ich?", fragte sie mit brüchiger Stimme. „Ich brauche eine halbe Stunde mit dem Auto. Habe ich noch so viel?"

Ich schaute auf den Überwachungsmonitor ihres Mannes. Seine Sauerstoffwerte waren sehr niedrig. Die Aufzeichnung seiner Herztätigkeit zeigten Störungen an, die in einen tödlichen Rhythmus überzugehen drohten.

„Bitte kommen Sie einfach, so schnell Sie können", sagte ich.

Kaum hatte ich aufgelegt, kämpfte ich gemeinsam mit der Krankenschwester weiter, um ihn am Leben zu erhalten. Wir erhöhten die Medikamentendosis, um sein Herz dazu zu bringen weiterzuschlagen und um seine Durchblutung zu verbessern. Wir gaben ihm Blut und Kalzium und korrigierten die Infusionsmenge, die stetig in seinen Blutkreislauf floss. Der für die Beatmung zuständige Arzt hockte neben dem Respirator und passte das Volumen und den Druck jedes mechanischen Atemzuges an.

Seine Werte wollten sich jedoch nicht verbessern. Sie setzten den Abwärtstrend weiter fort, und schon bald bekam seine Haut Flecken, die auf unzureichende Sauerstoffversorgung hindeuteten. Ich führte eine Bronchoskopie durch und sah, dass sich Blut in seinem Bronchialbaum sammelte. Ich saugte es ab, und es flackerte ein Fünkchen Hoffnung auf, als ich die perlenartige Oberfläche seiner Atemwege sah, doch sogleich versperrte einfließendes Blut wieder das Blickfeld.

Wir kamen mit dem Absaugen nicht hinterher.

Die entmutigenden Signale blinkten weiter auf dem Bildschirm. Ich dachte an all die Monate, in denen er gekämpft hatte, an die Operationen, die Katastrophen. Die vielen wichtigen Momente, in denen er nicht bei Freunden und Angehörigen hatte sein können. Den Schmerz. Und die ganze Zeit über hatte seine Frau ihm zur Seite gestanden. Es hatte Augenblicke gegeben, in denen die Belastung für sie zu groß geworden war; dann hatte sie Schwestern und Ärzte angeblafft und versucht, ihr zerbrechliches Herz mit Worten zu schützen. In anderen Momenten hatte sie regelrecht stoisch auf das erdrückende Leid reagiert; ihr Herz schien sich angesichts des immensen Drucks in Stein verwandelt zu haben, so wie hoher Druck zarte Muscheln zu Kalkstein und schließlich zu Marmor werden lässt. Die ganze Zeit über jedoch war sie voller Hingabe für ihn da gewesen. Sie hatte stundenlang an seinem Bett gesessen, auch wenn er aufgrund der Medikamente immer wieder wegdöste und ihre Gegenwart gar nicht mehr wahrnahm.

Nach alledem, was sie miteinander durchgestanden hatten, würde er nun die Schwelle ohne sie überschreiten. Er war im Begriff zu sterben, und sie steckte irgendwo im Verkehr fest.

Bitte, Herr, lass ihn noch durchhalten, bis sie da ist, betete ich immer und immer wieder. *Bitte nimm ihn noch nicht zu dir, solange sie sich nicht von ihm verabschieden konnte. Sie haben so viel miteinander durchgemacht. Bitte gib ihnen noch einen letzten Moment miteinander.*

Ich starrte auf den Bildschirm, vermochte aber kaum etwas zu sehen. Die Linien verschwammen vor meinen Augen. Ich wartete darauf, dass der Alarm losging, darauf, dass das Herz aufhören würde zu schlagen. Die Krankenschwester wartete ebenfalls. Unsere Hände, die selten stillstanden, zuckten nun vor Untätigkeit, aber es gab nichts mehr, was wir tun konnten.

Wir warteten auf das Alarmsignal. Ich lief unruhig auf und ab und betete dabei. Ich flehte Gott an, die Zeit anzuhalten, die Gesetze der Physik nur einen Moment lang außer Kraft zu setzen. Ich betete, dass sich die Autoschlangen, die die Straßen von Boston verstopften, auf wundersame Weise teilen würden wie das Rote Meer unter Moses Stab, dass ihre Rücklichter den Weg säumen würden wie für einen Trauerzug und seine Frau durchfahren ließen. Damit sie sich von ihm würde verabschieden können.

Sein Herz schlug weiter. Er hielt noch durch.

Die Schwester und ich schauten einander ungläubig an. Die Werte waren ins Bodenlose gesunken. Seine minimalen

Sauerstoffwerte reichten nie und nimmer aus, um ihn zu versorgen. Und dennoch: Er lebte.

Eine weitere halbe Stunde.

Schließlich stürzte seine Frau ins Zimmer, die Jacke noch geschlossen bis unters Kinn. Sie eilte an uns vorbei und griff nach seiner Hand. Ihre Finger umschlossen die, welche sie schon als Frischverheiratete gehalten und geliebt hatte und welche sie auch noch gestreichelt hatte, als die Krankheit sie bereits bis zur Unkenntlichkeit entstellt und verfärbt hatte.

Genau in diesem Moment hörte sein Herz auf zu schlagen. Der Alarm ertönte.

Ich verließ den Raum. Die Trauer verlangsamte meine Schritte, und Fassungslosigkeit erfüllte mein Innerstes. Die Erinnerungen an die vergangenen Stunden wirbelten in meinem Kopf durcheinander wie Wellen, die sich am Strand brechen.

Er hatte bis zu dem Moment durchgehalten, in dem er ihre Berührung gespürt hatte. Allen Widrigkeiten zum Trotz. Entgegen aller Statistiken, Regeln und physiologischer Annahmen hatte er durchgehalten. Seine Sauerstoffwerte waren so niedrig gewesen, dass sich das Blut in seinem Körper in Säure verwandelt hatte. Seine Proteine hatte sich entrollt, die Enzyme hatten ihre Arbeit eingestellt. Die Zellmembranen waren aufgeplatzt und hatten die DNA aus ihren Poren gespült. Der Tod hatte sich wie ein ausgebleichter Mantel über ihn gelegt.

Gott aber ... (Epheser 2,4). Gott hatte ihn durch das dunkle Tal geführt. Gott war mit ihm gegangen, selbst als das Blut in seinen Lungen schäumte, selbst als das Leben langsam aus seinem Körper wich. Aus Gnade. Aus Liebe und aus Gnade.

Auch Jesus ertrug den gleichen Sturm aus Blut und Wasser und rief nach seinem Vater, aber er starb allein. Und derselbe

Gott, der seinen Sohn für uns hingegeben hat, schaute auf diesen Mann, der da allein in seinem Bett lag, während das Leben aus seinem entstellten Körper wich, und schenkte ihm Gnade. Ein letztes Mal die Hand seiner Frau in der seinen. Eine letzte Berührung.

Das war eine Gebetserhörung.

Ich zitterte. Die einzige angemessene Reaktion wäre gewesen, auf die Knie zu fallen, Gott anzubeten und ihm für seine Liebe und Treue zu danken und dafür, dass er ist, wer er ist – der große „ICH BIN", der Retter. Dies wäre ein Moment gewesen, um es vor allen zu sagen, die es hätten hören können. Es war ein Moment für zehntausend Hallelujas: „Denn Großes hat der Mächtige an mir getan, und heilig ist sein Name" (Lukas 1,49).

Aber ich lobte ihn nicht. Ich kniete nicht, ich sang und betete auch nicht. Ich jubelte nicht darüber, dass Gott sich hier gezeigt hatte, darüber, dass seine Gnade das Krankenhauszimmer erfüllt hatte, so wie einst die Säume seines Gewandes den Tempel (Jesaja 6,1). An jenem Tag dort auf der Intensivstation verlor ich kein Wort über Gottes Wirken.

Stattdessen meldete sich mein Piepser, und ich ging wieder an die Arbeit. Es warteten noch 19 weitere Patienten darauf, dass man nach ihnen sah. Ich hatte keine Zeit, innezuhalten oder nachzudenken.

Außerdem reden wir im Krankenhaus nicht über solche Dinge.

Die Wüste in der Medizin

Die moderne Medizin ermöglicht Heilungsraten, die in der Geschichte beispiellos sind. HIV ist heutzutage eine chronische Krankheit, aber kein Todesurteil mehr. Verbesserte

Behandlungsmöglichkeiten und Wiederbelebungstechniken haben die Todesrate bei ernsten Infekten drastisch reduziert. Chirurgen können heute minimalinvasive Eingriffe an der Gallenblase oder am Blinddarm durchführen, sodass die Patienten innerhalb von ein oder zwei Tagen nach Hause gehen können, statt wie früher erst nach Wochen.

Doch bei allen Verdiensten der Medizin wird die menschliche Dimension der Krankheit oft vergessen, besonders die Fragen, die eine Erkrankung in Bezug auf den Glauben aufwirft. Im Studium beschäftigten wir uns damit, wo Gefäße und Nervenbahnen verlaufen, und wir lernten, aus der Konzentration von Salzen und Molekülen im Blut Rückschlüsse zu ziehen, aber wir erfuhren nichts darüber, dass Krankheit Menschen dazu nötigt, zu trauern, zu beten und nach einer Bedeutung hinter all dem zu suchen. Wir lernten die sichere Beherrschung medizinischer Begriffe, bekamen aber kein Vokabular für die Themen Trauer, Glaube oder Mitleid an die Hand. Und so kommt es, dass Ärzte wie ich eher auf die Laborwerte schauen, als dir in deinem Schmerz beizustehen, wenn du im Krankenhaus nach Hilfe für dein zerbrochenes Herz suchst.

In meinem ersten Studienjahr brachten mich die ersten Hinweise auf diese Diskrepanz zwischen der Wissenschaft auf der einen und der Menschlichkeit in der Medizin auf der anderen Seite dazu, mein Anatomiebuch gegen die Wand zu pfeffern. Seit Wochen war ich nur noch damit beschäftigt, für eine Prüfung zu lernen, und ich wurde durch die mir unbekannte Terminologie ausgebremst. Ständig musste ich Begriffe in einem medizinischen Wörterbuch nachschlagen. Das Wort *dekussiert* war es schließlich, das meine Wut zum Überschäumen brachte. Ein Griff nach dem Buch, und schon flog es gegen die Wand meines

Zimmers im Wohnheim, wo es abprallte und mit zerknitterten Seiten auf dem Boden landete.

„Wieso können die nicht einfach ‚*gekreuzt*‘ sagen?", schrie ich ins Nichts hinein. „Wie kann ich mit den Patienten reden, wenn Medizin eine Fremdsprache ist?" Im College hatte ich Biochemie als Hauptfach gewählt, und so war ich wissenschaftliche Diskussionen im Labor gewohnt, aber ich wusste, dass die Medizin über den Bereich von Mikroskopen und Pipetten hinaus in das Leben von Menschen hineinreicht, die Angst haben und leiden. Würde so eine technische Sprache nicht eine Distanz schaffen zwischen mir und den Menschen, denen ich helfen wollte?

Ich schwor mir, dass ich mir immer meine Leidenschaft erhalten und niemals den Blick für den Einzelnen als Individuum, als komplexes und von Gott geliebtes Wesen verlieren wollte.

Doch als Jahre später im Schnitt 40 Patienten um sieben Uhr morgens auf die Visite warteten, verwandelte auch ich mich in die unnahbare und distanzierte Ärztin – viel Wissenschaft, wenig Menschlichkeit –, die ich nie hatte werden wollen. Diese demütigende Tatsache wurde mir gegen Ende meiner Ausbildung zur chirurgischen Fachärztin so richtig bewusst, als meine Assistenzärzte mich während einer Abschlussfeier mit einem Video auf die Schippe nahmen. In dem Clip eilte eine Schauspielerin, die mich darstellte, während der Morgenvisite durch den Flur und schubste andere dabei wie ein Bulldozer beiseite. Die Ausbilder und Assistenzärzte im Publikum kicherten. Ich wand mich in meinem Sitz. Wie die meisten Parodien war die Darstellung lustig und demütigend, weil sie die Wahrheit widerspiegelte.

Anders als ich mir vorgenommen hatte, hatte ich gelernt, Effektivität vor Mitgefühl und harte, kalte Daten vor die Gefühle von Menschen zu setzen. Während das Gelächter in der Menge langsam verebbte, fragte ich mich, wie viele Menschen mit quälenden Fragen ich um der reinen Zweckmäßigkeit abgewiesen hatte. Ich fragte mich, wie viele Sorgen ich ignoriert, wie viele Menschen ich verletzt hatte, weil ich, statt mir einen Moment Zeit zu nehmen, einen Schnitt gesetzt oder Lungen abgehört hatte, um anschließend aus kaltem Pflichtbewusstsein zum nächsten Patienten zu marschieren.

Wenn man Untersuchungen Glauben schenken kann, lautet die Antwort: vermutlich sehr viele. Studien zeigen, dass Patienten zwar oft seelsorgerliche Unterstützung bei ihren Ärzten suchen[2], diese Bitte aber häufig ignoriert wird.[3] In einer Kultur, die in Wissenschaft und Säkularismus verwurzelt ist, führt das medizinische Personal meistens ungern Gespräche über den Glauben, ja, sie sind eher unwillkommen. Wenn wir zuhören, vermischen wir zu oft humanistisches Gedankengut mit geistlichen Dingen und bieten ein Sicherheitsnetz, obwohl Patienten eigentlich um ein Gebet bitten.[4]

Geistliche Fragen sind *tatsächlich* nicht Teil des Aufgabenbereiches von Ärzten und Pflegepersonal, wenn sie isoliert betrachtet werden und besonders, wenn ein Glaubenskonflikt

---

2   Michael J. Balboni et al., „Nurse and Physician Barriers to Spiritual Care Provision at the End of Life", *Journal of Pain and Symptom Management* 48, Nr. 3 (2014), S. 400-410.

3   Natalie C. Ernecoff et al., „Health Care Professionals' Responses to Religious or Spiritual Statements by Surrogate Decision Makers During Goals-of-Care Discussions", *JAMA Internal Medicine* 175, Nr. 10 (2015), S. 1662-1669.

4   Michael J. Balboni et al., *Hostility to Hospitality: Spirituality and Professional Socialization within Medicine* (New York, Oxford University Press, 2019), S. 29 u. 65.

besteht. Die Kompetenz eines Krankenhausseelsorgers ist daher von enormer Bedeutung. Aber nun gibt es ein Problem: *Wir Ärzte verweisen Patienten gar nicht erst an die Klinikseelsorge.* In einer multizentrischen Studie unter sterbenskranken Krebspatienten gaben 85 Prozent an, geistliche Nöte zu haben, aber *nur ein Prozent* berichtete, dass ihr Arzt sie an den Seelsorger verwiesen habe.[5] Krankenschwestern schnitten besser ab, auch wenn das Ergebnis nicht brillant ausfiel; bei ihnen waren es vier Prozent der Patienten, die auf den Seelsorger hingewiesen wurden.[6] Studien zeigen, dass Ärzte, wenn überhaupt, erst in den letzten zwei Tagen vor Ableben des Patienten daran denken, einen Seelsorger zu rufen, oder sogar erst dann, wenn die Patienten unmittelbar im Begriff sind zu sterben, wenn sie an Beatmungsgeräten hängen und nicht mehr in der Lage sind zu kommunizieren.[7] Wir überprüfen den Herzschlag und den Kaliumwert unserer Patienten, doch wenn diese von Fragen zur Sinnhaftigkeit ihres Leids gequält werden, lassen wir sie allein. Im Studium lernen angehende Ärzte eine Menge über den menschlichen Körper, aber ziemlich wenig darüber, wie man mit Menschen umgeht, wenn die Krankheit ihre Seele zerstört.

Diese Diskrepanz ist beunruhigend, weil Krankheit nicht allein damit beginnt oder endet, dass biologische Prozesse Amok laufen. Ein Krankenhausaufenthalt beraubt uns unserer eigenen vier Wände, unseres Berufs und unserer Familie. Er legt das

---

5   Michael J. Balboni et al., *Hostility to Hospitality,* S. 58-59 u. 65

6   Michael J. Balboni et al., *Hostility to Hospitality,* S. 65.

7   Philip J. Choi, Farr A. Curlin, and Christopher E. Cox, „The Patient is Dying, Please Call the Chaplain: The Activities of Chaplains in One Medical Center's Intensive Care Units", *Journal of Pain and Symptom Management* 50, Nr. 4 (2015), S. 501-506.

Leben auf Eis, führt uns in Einsamkeit und Verzweiflung und stellt unsere Überzeugungen in Bezug auf Leben, Tod, Leid und die Güte Gottes auf den Prüfstand. James Gibbons und Sherry Miller haben es vor einigen Jahrzehnten treffend formuliert:

> *Krankenhäuser sind weitaus mehr als biologische Werkstätten, in denen kaputte menschliche Teile repariert oder ersetzt werden. Sie sind vielmehr Orte, an denen Patienten und ihre Lieben mit ihrer eigenen Verletzlichkeit, ihren Grenzen und schließlich ihrem Tod konfrontiert werden. Als solche sind Krankenhäuser Orte der leidvollen Ungewissheit. [Patienten] reisen auf einem Weg, der auf der einen Seite gesäumt ist von Hoffnung und Genesung, während sie auf der anderen von Angst und Tragödien bedroht werden.*[8]

Wir versuchen zwar, uns einen Puffer aus Wissenschaft anzueignen, aber auch wir, die wir Stethoskop und weiße Kittel tragen, gehen diesen Weg. Wir erleben das Leid der Kranken und liegen nachts wach. Wir werden von Schuldgefühlen geplagt, wenn wir an das Kind, die Mutter oder den Großvater denken, die wir nicht retten konnten. Wir analysieren unsere Fehler und rufen uns immer wieder neu schlimme Szenen in Erinnerung, und diese schrecklichen Eindrücke zerreißen uns das Herz. Auch wir fragen uns: *Wo ist Gott in all dem? Wo ist er in all dem Leid und Verlust?*

Doch während wir in der Hektik des Krankenhausalltags gefangen sind, reden wir nicht darüber. Selbst wenn unser Glaube

---

8   James L. Gibbons und Sherry L. Miller, „An Image of Contemporary Hospital Chaplaincy", *Journal of Pastoral Care 43*, Nr. 4 (1989), S. 355-361.

zerbricht und zerbröselt, sprechen wir unsere Fragen nicht aus. Auch wenn wir in einem Krankenzimmer der Intensivstation Zeugen von Gottes Gnade werden, wenn er das Herz eines sterbenden Mannes länger schlagen lässt, sprechen wir unsere Gebete und unser Lob nur im Stillen.

Deine Großtaten will ich erzählen

Ich habe als Ärztin, die tief in einem säkularen System verfangen war, viel zu lange geschwiegen, wenn ich Gottes Größe erleben durfte. Ich habe die Fragen leidender Personen im Nichts verhallen lassen und zugelassen, dass die Erinnerungen von sterbenden Gläubigen an das Evangelium verschwammen.

Christus beruft uns zu mehr.

Im Johannesevangelium warnt Jesus seine Nachfolger davor, dass die Welt sie verachten wird, und verspricht ihnen: „Wenn der Beistand gekommen ist, den ich euch von dem Vater senden werde, der Geist der Wahrheit, der von dem Vater ausgeht, so wird der von mir zeugen. Aber auch ihr zeugt, weil ihr von Anfang an bei mir seid" (Johannes 15,26-27). Beachten wir die Formulierung „von mir zeugen". All diejenigen, die Christus kennen und die Gott mit dem Heiligen Geist beschenkt hat, sind aufgefordert zu verkünden, wer er ist und was er getan hat. Ein Christ darf nicht schweigen.

Die Apostelgeschichte berichtet uns davon, wie die Jünger diese Aufforderung Jesu unter den gefährlichsten Umständen befolgten. In Kapitel 4 nehmen die Hohen Priester und die Sadduzäer Johannes und Petrus gefangen, weil sie die Auferstehung Jesu verkündet haben. Wenn du oder ich in derselben Situation wären, würden wir vermutlich den Mund halten, um weiteren Ärger zu vermeiden. Doch die Wahrheit brannte so sehr in ihren

Herzen, dass Petrus und Johannes erklärten: „Es ist uns unmöglich, von dem, was wir gesehen und gehört haben, nicht zu reden" (Apostelgeschichte 4,20)!

Ihr Ausruf dient uns als Vorbild dafür, wie wir unseren Brüdern und Schwestern selbst in einem Umfeld, das Gottes Wort gegenüber feindlich gesinnt ist, seine Taten verkünden dürfen. Wenn unser Eifer für den Herrn überfließt, werden wir nicht nur seinen Namen verherrlichen, sondern auch daran festhalten, dass es stimmt, was in der Bibel steht, nämlich: *dass er da ist* und denen, die ihn lieben, alle Dinge zum Guten mitwirken lässt (Römer 8,28). Seine Hand umfasst uns mitten im Schmerz, wenn wir unter dem Einfluss von Beruhigungsmitteln stehen und unser Körper mehr und mehr abbaut. Wenn ein Beatmungsgerät für uns seufzt oder der Krebs Körperteile erobert, die ihm nicht zustehen, bleibt Gott bei uns (Matthäus 28,20). „Wohin sollte ich gehen vor deinem Geist", singt David, „wohin fliehen vor deinem Angesicht? Stiege ich zum Himmel hinauf, so bist du da. Bettete ich mich in dem Scheol, siehe, du bist da. Erhöbe ich die Flügel der Morgenröte, ließe ich mich nieder am äußersten Ende des Meeres, auch dort würde deine Hand mich leiten und deine Rechte mich fassen" (Psalm 139,7-10).

Dieselbe Hand, die die weißen Spitzen des Himalajas emporgehoben und uns aus Erde geformt hat, führt uns durch die Stürme, die über uns hereinbrechen. Diesseits des Kreuzes erleben wir Schmerz und Schweres, aber die Narben und Wunden, die unsere Körper hier erleiden, werden irgendwann vergehen, sie werden von Gott selbst weggenommen (Offenbarung 21,4-6).

In Psalm 145 lesen wir, dass wir Gott bekannt machen und seinen Verheißungen Glanz verleihen, wenn wir von seiner Größe Zeugnis geben. Wir erinnern einander daran, wer Gott ist: „Gnädig und barmherzig ist der HERR, langsam zum Zorn und groß an Gnade. Der HERR ist gut gegen alle, sein Erbarmen ist über alle seine Werke" (Psalm 145,8-9). Und wir erinnern einander daran, dass der Herr auch durch die Wüste mit uns geht:

> *Der HERR stützt alle Fallenden, er richtet auf alle Niedergebeugten.*
>
> *Aller Augen warten auf dich, und du gibst ihnen ihre Speise zu seiner Zeit.*
>
> *Du tust deine Hand auf und sättigst alles Lebendige nach Wohlgefallen.*
>
> *Der HERR ist gerecht in allen seinen Wegen und getreu in allen seinen Werken.*
>
> *Nahe ist der HERR allen, die ihn anrufen, allen, die ihn in Wahrheit anrufen.*
>
> *Er erfüllt das Verlangen derer, die ihn fürchten. Ihr Schreien hört er, und er hilft ihnen.*
>
> *Der HERR bewahrt alle, die ihn lieben, aber alle Gottlosen vertilgt er.*
>
> *Mein Mund soll das Lob des HERRN aussprechen,*
> *und alles Fleisch preise seinen heiligen Namen immer und ewig!*
>
> *(Psalm 145,14-21)*

Wir Brüder und Schwestern in Christus müssen uns an solche Wahrheiten erinnern. Wir müssen wissen, dass der Herr auch dann, wenn sich ein schwerer Tag an den nächsten reiht, nahe ist. Wenn wir einen weiteren Test oder noch einen Nadelstich über uns ergehen lassen müssen, müssen wir uns daran erinnern, dass er die Fallenden stützt und die Niedergebeugten aufrichtet.

Wie schnell verdecken die technische Routine im Krankenhaus und die Checklisten des Pflegepersonals solche Erinnerungen! Der Durst nach Gott, nach dem kühlenden Trost seines Wortes ist da, aber man muss sich damit zufriedengeben, einen Abstrich zu bekommen. Man kämpft mit Fragen, die einem den Brustkorb zuschnüren, aber der emotional überforderte und unter Zeitdruck stehende Arzt hört die Lunge ab, zuckt mit den Schultern und geht zum nächsten Patienten.

Auf den folgenden Seiten möchte ich mich darum bemühen, demütig innezuhalten, meine Aufgabe ernst zu nehmen und endlich davon zu berichten, was ich gesehen und gehört habe. Wenn wir in die Bibel blicken, erkennen wir, dass Gott das Klagen seiner durch die Wüste ziehenden Kinder hört und beachtet – sei es in der windgepeitschten Einöde des alten Arabiens oder in der Überwachungsstation der Kardiologie. Seine Gnade, die er in Christus erwiesen hat, dringt bis in die einsamen Ecken eines Krankenhauses vor, auch dann, wenn niemand seine leitende Hand sieht. Auch dann, wenn du am Katheder und an Kabeln von Überwachungsgeräten hängst und auch dann, wenn alle um dich herum eine Sprache sprechen, die du nicht verstehst, gilt für dich: „Der HERR stützt alle Fallenden, er richtet auf alle Niedergebeugten" (Psalm 145,14).

Wenn Angst und Pein dich schütteln, hält er dich in seiner guten Hand.

Auch wenn medizinische Möglichkeiten ins Wanken geraten, wird seine Liebe zu dir nie erschüttert.

Bitte stimme mit mir in das Lob seiner Größe ein, damit wir uns immer daran erinnern!

2.

Deiner Wunder will ich gedenken

Hat Gott vergessen, gnädig zu sein?
Hat er im Zorn verschlossen
seine Erbarmungen?
Da sprach ich: Das ist mein Schmerz,
dass sich die Rechte des Höchsten geändert hat.
Ich will gedenken der Taten Jahs;
ja, deiner Wunder von alters her
will ich gedenken.
PSALM 77,10-12

„Ich möchte so gerne in den Himmel kommen", sagte er.

Ich schaute David in die Augen. Wir hatten gemeinsam schwere Zeiten durchgestanden, in verschiedenen Krankenhauszimmern, alle ähnlich wie dieses: mit Trennvorhängen zwischen den einzelnen Betten und Tabletts voller leerer Wackelpuddingbecher auf den Nachttischen. Meine Kinder waren mit Mal- und Rätselbüchern beschäftigt, während wir beide uns bei Sandwiches oder panierten Hühnchen (wobei er eigentlich auf dunklem Fleisch bestand) über den ungleichmäßigen Verlauf seiner Krankheit und das ständige Hin und Her zwischen Krankenhaus und Reha unterhielten. Wir plauderten über die Neuigkeiten in unserer Gemeinde, erzählten uns Daffy-Duck-Witze und kamen schließlich auf Gott, den Glauben und auf Hoffnung zu sprechen. Schwere Themen waren nichts Neues. Sie schlichen sich in unsere Gespräche wie Wasser, das sich den Weg zwischen Steinen hindurch bahnt.

Doch als er nun so ins Leere guckte und auf etwas starrte, das ich nicht sehen, nicht begreifen konnte, beunruhigte mich seine Niedergeschlagenheit.

„David, willst du damit sagen, du bist *bereit* für den Himmel?"

„Nein, ich bin nicht bereit. Was ich sagen will: Ich weiß nicht, ob ich überhaupt dorthin komme. Ich bitte Gott immer und immer wieder, mir zu vergeben. Ich habe solche Angst."

Ich spürte, wie mir das Blut aus dem Gesicht wich. Seit er vor Jahrzehnten in einer kleinen, schmutzigen Gasse in New York City die Gnade Gottes erlebt hatte, hatte David sich der Aufgabe gewidmet, von Jesus weiterzuerzählen. Mit viel Liebe im Herzen gab er seinen drogenabhängigen Mitbewohnern Zeugnis. Er erzählte Teenagern, die in Schwierigkeiten geraten waren, von seiner eigenen Drogenvergangenheit, um sie zu Gott zu führen. Er pflegte einen „Garten der Erinnerung" voller Sonnenblumen, um HIV-kranken Freunden zu zeigen, dass auch sie nach dem Bilde Gottes geschaffen, dass sie geliebt waren und dass man sich nach ihrem Tod an sie erinnern würde.

Auch als sich seine schwere Lungenkrankheit wieder meldete, diente David seiner Gemeinde durch E-Mails, in denen er Gott pries. Er sah seine Krankenhausaufenthalte als Möglichkeit zum Zeugnisgeben; er betete für seine Bettnachbarn und verteilte spanische Bibeln an Reinigungskräfte. „Bringt bitte beim nächsten Besuch noch mehr Verteilbibeln mit", bat er oft am Telefon. „Hier gibt es Leute, die Jesus noch nicht kennen!"

Während seines ganzen Leidenswegs hatte David nie an Gottes Liebe gezweifelt.

Bis zu diesem Tag. Nach allem, was er durchgemacht, nach allem, was er geschafft hatte, zweifelte er an seiner Errettung, während meine Kinder auf seinem Krankenhausbett saßen und in ihren Malbüchern herumkritzelten.

Ich griff nach seiner Hand. „Glaubst du, dass Jesus für dich gestorben ist?"

Er atmete so tief ein, wie sein vernarbtes Lungengewebe es zuließ. Ein Moment verstrich. Zwei.

„Ja", antwortete er schließlich.

„Dann *ist dir vergeben.* Trotz aller Umstände – trotz der guten wie der schlechten Nachrichten, der Zukunftsängste – ist eines doch absolut sicher: dass du bei Jesus sein wirst. Das ist die einzige Tatsache, auf die du dich sicher verlassen kannst. Und das ist das Einzige, was zählt."

Wir sahen einander an. Ich war erleichtert, als er sachte nickte, doch im nächsten Moment schloss er die Augen. „Ich weiß, das hier wird bald wieder passieren", sagte er. Mit „das hier" meinte er einen weiteren Anruf bei der 112, einen weiteren langen Krankenhausaufenthalt. Sein Körper würde weiter abbauen und mit ihm das Leben, das er liebte.

Ich umarmte ihn und spürte das Rasseln, während er den Atem durch die entzündeten Luftwege zog. Wir beteten miteinander und saßen anschließend noch einen Moment einfach so da. Sein Körper war therapieresistent geworden, und in der Isolation der Krankheit war das Gebet alles, was geblieben war. Nur Gott konnte heilen, was hochmodernes medizinisches Spielzeug nicht länger vermochte. Allein Christus, der blutend am Kreuz gehangen hatte, kannte solches Leid und konnte ihm Bedeutung geben.

Ein Licht auf meinem Weg

David pendelte seit Monaten zwischen Reha und Krankenhaus, oft war er verwirrt, manchmal an ein Beatmungsgerät angeschlossen, und selten fand er sich in Umständen wieder, in denen sein Leben irgendeine Bedeutung zu haben schien. Gefangen in dieser Angst, in Monotonie und Enttäuschungen, fingen die Erinnerungen an Gottes Wirken in seinem Leben an zu verblassen. Er versuchte, in der Bibel zu lesen, aber Schlafdefizit und chronischer Sauerstoffmangel verminderten seine Konzentrationsfähigkeit. „Ich verstehe nicht, was ich lese", sagte er dann. „Die Worte verschwimmen auf der Seite."

Schon bald verdrängte die Bedrohung durch sein bevorstehendes Sterben Christus aus seinen Gedanken. Der Bruder, der immer voll übersprudelnder Liebe zum Herrn gewesen war, der anderen noch gedient hatte, als er selbst schon kaum noch atmen konnte, saß dort, seine Hand in meiner, und war voller Zweifel über seine eigene Erlösung.

So etwas kann passieren, wenn man den belastenden Umständen eines Krankenhausaufenthaltes ausgesetzt ist. Ganz egal, ob man sich beruflich oder privat dort befindet, im Krankenhaus begegnet man Leid und Schmerz, Trauer und Angst. Krankheit konfrontiert uns mit quälenden Fragen über das Leben, das Sterben, die Zukunft und sogar die Ewigkeit, und in der Feuerprobe „Krankenhaus" fühlen wir uns nicht in der Lage, sie zu beantworten.

Bevor die Krankheit unseren Tag bestimmt, geben uns gewisse geistliche Gewohnheiten Halt, sie sind wie ein kräftiger, tief verwurzelter Baum, an dem wir uns festhalten können. Der Gemeindekalender, die Traditionen und gewohnte Abläufe erinnern uns an Gottes Wort und sind „eine Leuchte vor meinem Fuß und ein Licht auf meinem Weg" (Psalm 119,105; NeÜ). Wenn wir unsere Stimmen zum Lob erheben, verdrängen die gesungenen Verse unsere Zweifel. Wir lesen von Jona, der im Sturm gerettet wurde, und staunen über Gottes Barmherzigkeit. Wir knien neben Jesus im Garten Gethsemane, weinen mit ihm und werden erfüllt von Dankbarkeit darüber, dass auch er tiefes Leid kennt. Wir fallen weinend vor seinem Kreuz nieder aus Ehrfurcht vor seiner Liebe zu uns.

Aber woher schöpfen wir Kraft, wenn wir unsere Sonntage in einem Krankenhausbett verbringen müssen? Wie sollen wir Trost aus der Bibel ziehen, wenn Medikamente unsere Lesefähigkeit beeinträchtigen? Wenn Untersuchungen, Injektionen und körperliche Einschränkungen uns daran hindern, dem geistlichen Rhythmus zu folgen, der uns lange Zeit so wichtig war, dann kann allmählich auch die Gewissheit verschwinden, dass Gott uns liebt.

Als Beispiel soll die Geschichte einer Freundin dienen, die gerade erst eine ernste Krankheit überstanden hat. Sie war immer eine äußerst unabhängige Frau, die es liebte, Häuser zu bauen. Sie kam aus dem Krankenhaus wieder nach Hause und konnte nicht mehr Auto fahren, nicht mehr kochen, lesen oder Überweisungen tätigen. Weil ihr jegliche Eigenständigkeit genommen worden war, verlor sie allen Mut und sehnte sich nach einer erneuten Zusicherung der Verheißungen Gottes in seinem Wort. Aber wenn sie in die Bibel sah, konnte sie die Worte einfach nicht mehr verstehen. Jedes Mal, wenn ich ihr anbot, für sie zu putzen oder einkaufen zu gehen, antwortete sie mir mit der derselben Bitte: „Würdest du einfach mit mir beten? Das ist das Einzige, was mir wirklich hilft."

Die Gemeinde als Leib Christi ist in solchen herausfordernden Zeiten so wichtig. Krankheit kann die Erinnerung an Gottes Güte aus dem Gedächtnis löschen und uns aus den Gewohnheiten reißen, die uns immer in sein Wort eintauchen ließen. Unsere Aufgabe als Brüder und Schwestern im Herrn ist es, kranke Geschwister wieder ans Leben spendende Wasser zu führen (Johannes 7,38). Es ist unsere Aufgabe, ihrer Erinnerung auf die Sprünge zu helfen.

Über das Erinnern

Selbst ein oberflächlicher Blick in die Bibel offenbart eine Verbindung zwischen Erinnerung und Lobpreis. Die Patriarchen und Propheten des Alten Testaments forderten die Israeliten immer wieder auf, das, was Gott für sie getan hatte, in Erinnerung zu behalten, damit seine unerschütterliche Liebe zu ihnen nicht in Vergessenheit geriet und sie sich Göttern zuwandten. Diese Ermahnungen hatten einen guten Grund: Nachdem Gott sein Volk aus der ägyptischen Sklaverei befreit und das Rote Meer für es geteilt hatte, versorgte er es während der Wüstenwanderung mit Nahrung vom Himmel. Und doch vergaßen die Israeliten den Herrn und setzten ihre Hoffnung stattdessen auf Dinge, die sie mit ihren eigenen Händen erschaffen hatten (2. Mose 32,3-4).

Kurz vor seinem eigenen Tod warnte Mose das Volk, das er 40 Jahre lang angeführt hatte: „Nimm dich in Acht und achte sehr auf deine Seele, dass du die Dinge nicht *vergisst*, die deine Augen gesehen haben" (5. Mose 4,9). Das Murren der Israeliten in der Wüste soll uns davor warnen, dass wir Gott nicht mehr wahrnehmen können und riskieren, vom Weg abzukommen, wenn wir vergessen, wer er ist und was er für uns getan hat.

Die Psalmen fordern uns darüber hinaus auf, uns an Gott zu erinnern, wenn wir durch Leid gehen. In Psalm 77 klagt Asaf: „Wird der Herr auf ewig verwerfen und künftig keine Gunst mehr erweisen? Ist seine Gnade für immer zu Ende?" (Psalm 77,8-9). Doch inmitten seiner Trauer erinnert sich Asaf an Gottes Fürsorge, und schon bald geht sein Klagen in Gotteslob über:

> *Da sprach ich: Das ist mein Schmerz,*
> *dass sich die Rechte des Höchsten geändert hat.*
> *Ich will gedenken der Taten Jahs;*
> *ja, deiner Wunder von alters her will ich gedenken.*
> *Ich will nachdenken über all dein Tun,*
> *und über deine Taten will ich sinnen.*
> *Gott! Dein Weg ist im Heiligtum.*
> *Wer ist ein so großer Gott wie unser Gott?*
> *Du bist der Gott, der Wunder tut,*
> *du hast deine Stärke kundgetan unter den Völkern.*
> *Du hast dein Volk erlöst mit deinem Arm,*
> *die Söhne Jakobs und Josefs.*
> *(Psalm 77,11-16)*

Die wahrscheinlich eindrücklichste Aufforderung zur Erinnerung ereignete sich im Obergemach an einem bescheidenen Tisch, gedeckt mit Brot und bitteren Kräutern. „Und er nahm Brot", lesen wir im Lukasevangelium, „dankte, brach und gab es ihnen und sprach: Dies ist mein Leib, der für euch gegeben wird. Dies tut zu meinem Gedächtnis" (Lukas 22,19)! Jesus selbst fordert uns auf, Brot und Wein zu nehmen, um unsere Erinnerung an ihn wachzuhalten.

Sich zu erinnern bedeutet mehr als wehmütige Nostalgie oder eine Schnellzündung der Synapsen im Gehirn. Brot und Wein lehren uns, dass Erinnern Anbetung ist. Wenn wir uns an das Evangelium erinnern, sehen wir Gottes Gnade in Aktion, wie sie sich um uns herum entfaltet und uns einhüllt in Liebe, die alle Dunkelheit vertreibt.

Erinnern wir uns daran, den Nächsten zu lieben

Wenn jemand durch Krankheit an den Gewohnheiten gehindert wird, die seine Erinnerung wachhalten, dann kann der Leib Christi ihn an Gottes Liebe erinnern. Jesus ruft uns auf, einander zu lieben, und zwar nicht nur mit sentimentalen, pastellfarbenen Grußkarten, sondern auch durch tatkräftige Opfer (Johannes 13,34). Wenn eine Schwester nicht mehr gut sehen kann, dann müssen wir ihre Augen sein. Wenn die Konzentrationsfähigkeit eines Bruders nachlässt, müssen wir ihn durch das Wort Gottes führen. „Denn wie wir in einem Leib viele Glieder haben, aber die Glieder nicht alle dieselbe Tätigkeit haben, so sind wir, die vielen, ein Leib in Christus, einzeln aber Glieder voneinander" (Römer 12,4-5).

Einander zu lieben bedeutet auch, sich an die Seite derer zu stellen, die Christus kennen, und *sie an seine Liebe zu erinnern*, wenn sich Schatten auf sie senken. Du könntest zum Beispiel für eine leidende Freundin eine Playlist mit geistlichen Lieblingsliedern erstellen. Oder bete laut mit ihr. Betet gemeinsam Bibelverse oder bringe deine Bibel mit und lies ihr daraus vor, wenn ihre eigenen Augen nicht mehr dazu in der Lage sind. Wozu auch immer man sich entscheidet, wir sollten die Aufforderung, sich zu erinnern, als gemeinschaftliche Aufgabe annehmen. Moses Bitte galt allen Israeliten in Hörweite. Jesus sprach während einer Mahlzeit, die er in Gemeinschaft seiner engsten Freunde einnahm. Wir alle brauchen diese Praxis des Sich-Erinnerns, und zwar auch in Gemeinschaft mit anderen; wenn nämlich dann das Unglück über uns hereinbricht, können wir an dem festhalten, wer er ist: unser liebender Herr, der Schöpfer des Lebens, voller Mitleid und Gnade (2. Mose 34,6; Psalm 22,5, Apostelgeschichte 3,15). Wir müssen uns daran erinnern, unsere Seelen mit der Wahrheit über das zu nähren, was er getan hat: „Gott aber, der reich ist an Barmherzigkeit, hat um seiner vielen Liebe willen, womit er uns geliebt hat, auch uns, die wir in den Vergehungen tot waren, mit dem Christus lebendig gemacht – durch Gnade seid ihr gerettet!" (Epheser 2,4-5).

Mein Freund David wusste, wer Gott ist. Selbst als seine Hände zitterten und seine Gedanken im Kreis herumwirbelten, wusste er im tiefsten Inneren seines Herzens, dass Christus für ihn eine Wohnung im Himmel bereitet hatte. Aber er musste daran erinnert werden. Das Leid hatte die Erinnerung an Gottes Gnade aus seinem Gehirn verdrängt.

Aus Gnade hat der Herr ihn daran erinnert.

3.

Auf erstaunliche Weise gemacht

Denn du bildetest meine Nieren.
Du wobst mich in meiner Mutter Leib.
Ich preise dich darüber,
dass ich auf eine erstaunliche,
ausgezeichnete Weise gemacht bin.
Wunderbar sind deine Werke,
und meine Seele erkennt es sehr wohl.
PSALM 139,13-14

Als Alexander Graham Bell auf der Weltausstellung im Jahr 1876 den bekannten „Sein oder Nichtsein"-Monolog aus Hamlet zitierte und in das von ihm erfundene Telefon hineinsprach, ahnte er wohl kaum, dass seine Vorrichtung aus Kupfer und Draht der Vorreiter dessen sein würde, was wir heute zur Kommunikation nutzen: einen geschmeidigen kleinen Taschencomputer, mit dem man seine Oma anrufen, Nachrichten um die ganze Welt schicken, den Wetterbericht checken, sich den Weg anzeigen lassen, „Krieg und Frieden" lesen und angesagte koreanische Musikvideos gucken kann. Durch die Revolutionierung der Art und Weise, wie wir kommunizieren, recherchieren und konsumieren, hat die Technologie unsere Gesellschaft grundlegend verändert.

Ebenso hat sie die Vorgehensweisen in der Medizin verändert. Über Jahrtausende nahmen Ärzte an, dass uns ein Ungleichgewicht von Blut, Schleim und Gallensäften krank machen würde (eine Theorie, die bis ins späte 18. Jahrhundert ursächlich für den Aderlass war). Im Gegensatz zu solch nebulösen Spekulationen können wir heutzutage weiße Blutzellen sichtbar machen, die auf Zielbakterien zurollen, und mithilfe von elektromagnetischen Wellen in Körperhöhlen schauen. Wir können mithilfe von Geräten Leber, Lungen und sogar Herzen unterstützen, können durch einen wenige Millimeter großen Schnitt krankhaftes Darmgewebe entfernen und das körpereigene Immunsystem dahingehend beeinflussen, dass es gegen Krebs ankämpft. Dank dieser Fortschritte ist die Lebenserwartung der in den USA geborenen Menschen von 49 Lebensjahren im Jahr 1900 auf 78 im Jahr 2017 gestiegen; die meisten Menschen sterben eher an den langfristigen Folgen chronischer Erkrankungen als an einer akuten Infektion, wie das in der frühen Menschheitsgeschichte häufig der Fall war.[9] Unsere Fähigkeit, lebenserhaltende Therapien zu entwickeln, spiegelt unsere Identität als Bild Gottes wider (1. Mose 1,26). Wir sind geboren, um wie unser Vater schöpferisch tätig zu sein. Sie ist außerdem ein Beispiel für Gottes Güte uns gegenüber, ein Mittel seiner Gnade, die er uns erweist, damit wir uns auf der Erde vermehren können (1. Mose 1,28).

Ein wundersames Design

Trotz allem kann kein noch so tolles im Labor entwickeltes Heilmittel mit Gottes Kunstfertigkeit mithalten. Unsere Fähigkeit,

---

9   Elizabeth Arias and Jiaquan Xu, „United States Life Tables, 2017", *Centers for Disease Control National Vital Statistics Reports* 68, Nr. 7 (2019), S. 58.

Krankheiten zu bekämpfen und Leben zu verlängern, wird von Jahr zu Jahr besser; dennoch können wir die Präzision und Eleganz, mit der er uns geformt hat, nicht kopieren. Neben Gottes Handwerkskunst verblassen auch unsere besten medizinischen Errungenschaften.

Ich möchte dir ein Beispiel nennen. Stell dir ein Kind vor, zu dem du eine enge, vertraute Beziehung hast – dein Sohn, deine Tochter, dein Enkelkind, deine Nichte oder dein Neffe. Das Kind fällt, schürft sich das Knie auf und läuft mit ausgestreckten Armen auf dich zu. Du nimmst es in den Arm, entfernst winzige Steinchen aus der Wunde und reinigst das Knie anschließend mit Wasser und Seife. Dann klebst du ein Pflaster darauf – weniger, um die Wunde zu schützen, als vielmehr, um das Kind zu beruhigen. Die Umarmung und das Pflaster wirken Wunder, und nach ein paar Minuten hat das Kind den Vorfall vergessen und geht wieder spielen.

Alles, was du ihm gegeben hast, waren Trost und ein Pflaster. Du hast nicht die Haut wieder zusammengeklebt oder den Blutstropfen befohlen, nicht weiter aus der Wunde zu laufen. Während du die Wunde begutachtet hast, sandten die Thrombozyten einander Signale zu, sich an den ausgefransten Wundrändern zu sammeln. Sie riefen andere Leukozyten herbei, um die Wunde von mikroskopisch kleinen Fremdkörpern und Bakterien zu befreien. Als das Kind wieder auf der Schaukel saß und die Füße herabbaumeln ließ, hatten diese unsichtbaren Soldaten bereits angefangen, die Wunde mit einem Netz aus Fibrin zu verschließen.

Nach einem Tag wird eine Kruste die Wunder versiegeln, und nach einer Woche wird sich eine Narbe darüber spannen und alles komplett ausgeheilt sein. Und all das, ohne dass du nach links oder rechts hättest wischen, eine Schaltung hättest rekonfigurieren oder einen Algorithmus berechnen müssen, um die Zellen zu veranlassen, dieses Gerüst zu bauen. Du hast nur das Kind in den Arm genommen und getröstet. Der Rest in all seiner Komplexität geschah ganz ohne dein Dazutun, ohne dass du dich irgendwie hättest anstrengen müssen, einzig und allein, weil Gott es so eingerichtet hat.

Sogar bei größeren Verletzungen liegt die Heilungshoheit bei Gott und nicht bei uns. Nehmen wir nun einmal an, das besagte Kind hätte nicht nur eine oberflächliche Schürfwunde, sondern eine Schnittwunde erlitten. Nachdem du einen Druckverband angelegt hättest, wärst du mit ihm in die Notaufnahme der Kinderklinik gefahren, wo ein eifriger Assistenzarzt die Wunde gereinigt und genäht hätte. Falls der Arzt dreist gewesen wäre, hätte er mit seinem ästhetischen Können geprahlt. Aber in Wahrheit „heilen" solche Nähte die Wunde nicht, sondern richten nur die Hautränder aus, um die Heilung zu beschleunigen – ein komplizierter Prozess, der ganz ohne ärztliche Anleitung voranschreitet. Unsere Handarbeit verhindert eine Infektion und verkleinert die Narbe, aber es ist Gottes Werk, das neues Gewebe entstehen lässt.

Vielleicht stellt kein Vorgang Gottes Genialität eleganter dar als eine Schwangerschaft. Eine werdende Mutter nimmt pränatale Vitamine und meidet Alkohol, Weichkäse und das Katzenklo, um ihr Baby vor Schäden zu bewahren. Sie ist in allem wachsam. Doch trotz all ihrer Achtsamkeit befiehlt sie den Zellschichten ihres Babys nicht, sich sanft in menschlichen Formen zu entfalten. Ihr ganzes Leben lang gehörte ihr der Raum, der ihr ungeborenes Kind beherbergt, aber selbst sie kann nicht hineingreifen, um das Grübchen in seine linke Wange zu drücken, seine Ohren zu formen oder das Blut durch seine zarten Adern strömen zu lassen. Nur Gott, der bereits jeden Farbton und jede Kurve ihres Babys in verschlungene DNA-Stränge einprogrammiert hat, kann den Zellen befehlen, sich zu drehen und zu ordnen, und den lebenslangen Rhythmus des Herzens auslösen. Sie kann nähren und austragen, aber Gott lässt das Leben langsam aufblühen. „So ist weder der da pflanzt etwas, noch der da begießt, sondern Gott, der das Wachstum gibt" (1. Korinther 3,7).

Das Echo seiner Werke

Obwohl sie für sich genommen durchaus beeindruckend sind, verblassen unsere medizintechnischen Errungenschaften im Vergleich mit der Komplexität des Heilungsvorgangs oder dem Wunder des sich im Mutterleib entwickelnden Lebens. Medizinische Fortschritte sind lebensrettende Geschenke, aber sie wirken klobig und unbeholfen im Vergleich zu der Konstruktion, die unser himmlischer Vater geschaffen hat.

Nehmen wir nur einmal Bluttransfusionen. Blutprodukte retten Leben, doch sie können nicht mit dem konkurrieren, was Gott bereits in unseren Gefäßen bereitgestellt hat. Unser Blut ist reich an Elektrolyten, roten Blutkörperchen, Immunzellen, Gerinnungsfaktoren, Enzymen und molekularen Signalen, die alle genau aufeinander abgestimmt und auf eine bestimmte Temperatur und einen bestimmten Säuregrad angewiesen sind, um zu funktionieren. Das „Blut", das wir bei einer Transfusion erhalten, ist dagegen ein verarbeitetes, gekühltes Konzentrat aus nur *einer* dieser Komponenten. Medizintechnische Assistenten schleudern das gespendete Vollblut in einer Zentrifuge, um die roten Blutkörperchen von den Gerinnungsfaktoren und den Blutplättchen zu trennen. Dann verpacken sie dieses Erythrozytenkonzentrat und lagern es bis zu 42 Tage in einem Kühlschrank. Diese Verarbeitung sichert zwar, dass man im Bedarfsfall schnellen Zugang hat, verformt aber leider die Zellen, sodass sie bei ihrer Navigation durch die Kapillaren behindert werden.[10] Im gelagerten Blut ist außerdem die Kalium- und Säurekonzentration sehr hoch, was sich bei massiven Transfusionen als gefährlich erweist, und ein mit dem gespendeten Blut vermischter Blutgerinnungshemmer entzieht dem Herzen das Kalzium, das es zum Pumpen benötigt.[11] Selbst in kleinen Mengen unterdrücken Bluttransfusionen das Immunsystem und erhöhen das Risiko von Infektionen.[12]

Diese Nebeneffekte sind gerechtfertigt – ja, sogar lebensrettend –, wenn die Blutung schwer ist. In leichteren Fällen von Anämie kann eine Bluttransfusion jedoch manchmal mehr schaden als helfen. Einer meiner weisesten Mentoren verglich eine Bluttransfusion mit einem zwei Wochen alten Sandwich: Wenn man kurz vor dem Hungertod steht, muss man es einfach essen. Aber wenn man nur ein bisschen Hunger hat, lohnt es sich nicht, vertrocknetes Brot und schimmeligen Käse zu sich zu nehmen.

Verglichen mit Gottes Handwerkskunst ähneln viele Innovationen in der Medizin solchen zwei Wochen alten Sandwiches. Beatmungsgeräte mit digitalen Bildschirmen und fein abgestimmten Sensoren unterstützen uns bei Operationen und Lungenentzündungen, aber sie können die sanfte Mechanik der natürlichen Atmung nicht ersetzen und bei schwerer Krankheit

---

10 David A. Hampton et al., „Cryopreserved Red Blood Cells Are Superior to Standard Liquid Red Blood Cells", *Journal of Trauma and Acute Care Surgery* 77 (2014), S. 20.
11 Kristen C. Sihler and Lena M. Napolitano, „Complications of Massive Transfusion", CHEST 137, Nr. 1 (2010), S. 209–220.
12 Sihler and Napolitano, „Complications", S. 214–215.

die Lungen sogar verletzen. Wir können den Prozess, durch den sich gesunde Zellen zu Krebs entwickeln, nicht rückgängig machen, also überfluten wir den Körper mit Chemotherapie, um so die veränderten Zellen zu vergiften ... zusammen mit dem gesunden Gewebe. Die Wortendung „-ektomie" stammt vom Griechischen *ek* (heraus) und *temnein* (schneiden) ab. Dieses Suffix befindet sich am Ende vieler Bezeichnungen chirurgischer Eingriffe, da oft die einzige Behandlungsmöglichkeit eines erkrankten Organs darin besteht, es herauszuschneiden. Selbst unsere einfachen Mischungen aus Wasser und Salzen, die wir über eine Infusion verabreichen, sind alles andere als vollkommen und können in großen Mengen das Immunsystem unterdrücken und Blutungen verschlimmern.[13]

Erstaunlich und wunderbar gemacht

Diese Informationen sollen niemanden von einer medizinischen Behandlung abhalten. Die moderne Medizin ist ein Geschenk der Gnade, das für viele Menschen leicht zugänglich ist und durch das Gott seine Barmherzigkeit erweist (Jesaja 38,21; 1. Timotheus 5,23); und trotz ihrer Begrenztheit sorgt sie dafür, dass Scharen von Menschen nach einer Krankheit wieder nach Hause zu ihren Familien zurückkehren können. Die Medizin ist ein Geschenk Gottes, das wir als Haushalter der Schöpfung gut *verwalten* und nicht wegwerfen sollen.

Ich erwähne diese Aspekte nur, damit du Hoffnung aus Gottes Kraft und Macht schöpfen kannst. Wenn du im Krankenhaus auf den durchsichtigen Beutel mit Kochsalzlösung blickst, der

---

13 Galinos Barmparas et al., „Decreasing Maintenance Fluids in Normotensive Trauma Patients May Reduce Intensive Care Unit Stay and Ventilator Days", *Journal of Critical Care* 31 (2016), S. 201.

über deinen Kopf baumelt, darfst du dich daran erinnern, dass du zu jemandem gehörst, der vollendet, was die Medizin nur versuchen kann. Ob Behandlungen erfolgreich sind oder nicht, du bleibst immer in der Hand des Schöpfers, der die Sterne und das Meer entworfen hat:

> *Er ist es, der die Erde gemacht hat durch seine Kraft, der den Erdkreis gegründet durch seine Weisheit und den Himmel ausgespannt durch seine Einsicht, auf dessen Befehl sich die Menge des Wassers am Himmel ergießt, der Wolken aufsteigen lässt vom Ende der Erde, Blitze macht für den Regen und den Wind aus seinen Kammern herauslässt. (Jeremia 10,12-13)*

Derselbe Gott, dem wir all die herrlichen Gipfel und Täler der Erde verdanken, hat jedes deiner Merkmale liebevoll gestaltet, noch bevor die Welt deinen Namen kannte. David fängt diese atemberaubende Wahrheit in Psalm 139 ein:

> *Denn du bildetest meine Nieren. Du wobst mich in meiner Mutter Leib. Ich preise dich darüber, dass ich auf eine erstaunliche, ausgezeichnete Weise gemacht bin. Wunderbar sind deine Werke, und meine Seele erkennt es sehr wohl. Nicht verborgen war mein Gebein vor dir, als ich gemacht wurde im Verborgenen, gewoben in den Tiefen der Erde. Meine Urform sahen deine Augen. Und in dein Buch waren sie alle eingeschrieben, die Tage, die gebildet wurden, als noch keiner von ihnen da war. (Psalm 139,13-16)*

Noch bevor deine Eltern auch nur die leiseste Vorahnung von deiner Existenz hatten, hatte Gott deine DNA bereits zu einem Rezept mit 20 000 Genen zusammengefügt. Es enthält deine Augenfarbe, deine Gesichtsform und deine Fähigkeiten zu fühlen, dich nach etwas zu sehnen und Dinge zu entdecken. Während deines dritten Monats im Mutterleib hat er deine Fingerkuppen mit winzigen Furchen und Linien übersät, die nur dir gehören. Er formte deine Lungen und verband sie mit deinem Nervensystem, sodass du jeden Tag mehr als 10 000-mal atmest, ohne überhaupt darüber nachzudenken. Dein Herz, eigentlich nur eine Handvoll von Nerven durchzogener Muskeln, pumpt jede Minute fünf Liter Blut durch deinen Körper, schlägt in einem einzigen Jahr 42 Millionen Mal; und bis es von den Mühen des Lebens in einer sündigen Welt überwältigt wird, wartet es niemals auf Anweisungen von dir.

Am bemerkenswertesten von allem ist, wie wir in Psalm 139 lesen, dass dieser Gott, der so großartig in seiner Macht ist, sich eine innige Beziehung zu uns wünscht. „HERR, du hast mich erforscht und erkannt", betet David in Vers 1. Und dann in den Versen 9-10: „Erhöbe ich die Flügel der Morgenröte, ließe ich mich nieder am äußersten Ende des Meeres, auch dort würde deine Hand mich leiten und deine Rechte mich fassen."

Solche Verse heben hervor, dass Gottes atemberaubendes Schöpfungswerk, insbesondere seine Erschaffung der Menschheit, ein strahlendes Überfließen seiner Liebe ist. Schon vor Anbeginn der Welt hat der Vater seinen Sohn geliebt (Johannes 17,24), und seine Schöpfung ist ein Ausströmen dieses Glanzes. Er erschafft nicht aus Stolz oder um zu herrschen oder um Macht zu erlangen, sondern als ein Vater, der seinen Sohn liebt und sich wünscht, seine Herrlichkeit mit anderen zu teilen. Dein

Herzschlag und dein Atem, dein Verstand und deine Gliedmaßen und all die eleganten Körperfunktionen sind nicht nur Maschinen mit Fleisch-Komponenten. Vielmehr sind sie Werke der Liebe des Vaters.

Wenn die Sterilität und die Fremdartigkeit des Krankenhauses dich verschlingen, schöpfe Mut daraus, dass jemand, der weitaus größer ist, dich in seine Arme schließt. Er hat dich schon vor deinem ersten Atemzug gekannt und die Lunge geschaffen, durch die du diesen neuen Luftzug einsogst. Ob Behandlungen die Krankheit besiegen oder nicht zum Erfolg führen, seine unerschütterliche Liebe währt ewig (Psalm 118,1). Und in Christus kann dich nichts dieser Liebe entreißen (Römer 8,38-39).

Himmlischer Vater, unsere hoch entwickelten Technologien verblassen im Vergleich zu deiner Kunstfertigkeit als unser Schöpfer. Hilf uns zu erkennen, dass unsere letzte Hoffnung in dir liegt, ganz gleich, welche Not wir zu ertragen haben. Hilf uns, deine Liebe zu uns zu erkennen, die im Design unseres Körpers sichtbar wird, jedoch am herrlichsten in unserer Errettung durch Christus verkündet wird.

TEIL 2

Ich bin dein Gott: Frieden darin finden, wer Gott ist

Fürchte dich nicht, denn ich bin mit dir!
Habe keine Angst, denn ich bin dein Gott!
Ich stärke dich, ja, ich helfe dir, ja, ich halte dich
mit der Rechten meiner Gerechtigkeit.
JESAJA 41,10

4.

Der Herr wird versorgen

„Gott wird schon für ein Lamm sorgen,
mein Sohn", antwortete Abraham.
1. Mose 22,8 (NeÜ)

Als die Sanitäter ihn in die Notaufnahme rollten, war mein erster Gedanke, dass er noch ein Kind war. Mein zweiter war, dass er aussah, als würde er sterben.

Seine Haut war feucht und sein Puls sehr schwach. Ich rief ihn beim Namen, doch er stöhnte nur. Als ich ihm das Hemd auszog, kam eine einzelne Wunde unter der linken Brustwarze zum Vorschein, und ein Blutstrom floss seinen Oberkörper hinunter. Mein Assistenzarzt führte einen schnellen Ultraschall durch, und die tanzenden Bilder bestätigten, dass eine Blutung im Herzbeutel seine Herzkammern zusammengedrückt hatte. Ihre dünnen Wände kollabierten mit jedem Schlag wie zwei klatschende Handflächen. Wenn wir nicht schnell handelten, wäre ein Herzstillstand die Folge.

Ich rief im OP an und informierte die Kollegen, dass wir uns sofort auf den Weg machen würden. Eine Schwester sicherte eine letzte Infusion. Wir entriegelten die Trage, um ihn aus dem Traumazentrum zu rollen.

Dann verlor er seinen Puls.

Manche Schnappschüsse im Album unseres Lebens sind Römer-1-Momente. In den Versen 19-20 schreibt Paulus: „Denn was von Gott erkennbar ist, ist unter ihnen bekannt. Gott hat es ihnen vor Augen gestellt. Seine unsichtbare Wirklichkeit, seine ewige Macht und göttliche Majestät sind nämlich seit Erschaffung der Welt in seinen Werken zu erkennen" (Römer 1,19-20; NeÜ).

Jedes Szenario, das den Schrei „Ich fühle keinen Puls!" beinhaltet, ist ein Römer-1-Moment. Die Worte jagen einem das Grauen in den Magen wie ein bleiernes Gewicht. Verzweifelt tastet man am Hals, dann am Oberschenkel und sucht nach dem vertrauten Pochen eines Pulses. Wenn man keinen fühlt, schaltet der Verstand auf Hochtouren. Egal, welcher Sicht von Wahrheit man sich verpflichtet fühlt, der Instinkt führt einen zu seinen Ursprüngen zurück, und man betet: *Oh, bitte nicht, Gott! Nein, nein, nein! Bitte nicht! Nicht das.*

Das Team der Notaufnahme sprang herbei und begann mit der Herz-Lungen-Wiederbelebung, während mein Assistenzarzt und ich Antiseptika verteilten und den Brustkorb des Jungen öffneten. Im Gegensatz zu planmäßigen Routineeingriffen im Operationssaal war dieser Eingriff ein fieberhafter letzter Versuch, ein Leben zu retten. Nach ein paar Schnitten mit dem Skalpell und dem Kurbeln eines Retraktors blickten wir in einen Raum, der nie für den Blick der Öffentlichkeit bestimmt war. Der Herzbeutel war prall wie ein gefüllter Ballon, vollgepumpt mit Blut. Wir schnitten ihn auf und holten das Gerinnsel heraus, dann beförderten wir sein Herz an die frische Luft. Nachdem der Druck des Gerinnsels auf sein Herz nachgelassen hatte, kehrte sein Puls zurück, und sauerstoffreiches Blut strömte wieder durch seinen Körper. Ein Blutstrahl spritzte aus der Wunde in seiner rechten Herzkammer, wo das Messer des Angreifers eingedrungen war.

In einer Hand hielt ich sein Herz und mit der anderen schloss ich seine Wunde, indem ich mit einer chirurgischen Nadel in Kurven durch den pulsierenden Muskel stach. Schließlich konnten wir ihn schnell in den Operationssaal verlegen. Dort flickten wir kontrolliert, aber immer noch mit großer Eile einen Riss in seiner Lunge und stoppten die Blutung in seiner Brustwand.

Nach der Operation übergaben wir ihn in die Hände des Teams der Intensivstation, und ich rief seine Tante an, die sich bereit erklärte, mit uns zu sprechen. Seine Mutter, so erfuhr ich, wollte nichts mit ihm zu tun haben.

„Was hat er denn jetzt wieder angestellt?", platzte seine Tante heraus, als ich anrief. „Sie sagen, Sie rufen aus dem Krankenhaus an? Ist er wieder in eine Schlägerei geraten?"

„Ma'am, er hat ein Messer ins Herz gestoßen bekommen."

Sie schnappte hörbar nach Luft. „Geht es ihm gut? Ich meine, ist er ...?"

„Ja, er lebt, und ich denke, er wird wieder gesund. Wir müssen ihn in den nächsten 24 Stunden sehr sorgfältig beobachten, für den Fall, dass er wieder zu bluten beginnt. Aber wir konnten das Loch in seinem Herzen schließen."

„Oh, ich danke Ihnen!" Sie begann zu weinen. „Er ist kein schlechter Junge, er hat nur sein Leben so in den Sand gesetzt. Diebstahl, Drogen ... er tut alles, wovon er genau weiß, dass er es nicht tun sollte. Vor ein paar Monaten hatte meine Schwester die Nase voll und hat ihn rausgeschmissen."

„Wäre sie bereit, mit uns und vielleicht mit einem Sozialarbeiter darüber zu sprechen, wie man ihm helfen kann, während er sich hier im Krankenhaus erholt?"

Sie hielt einen Moment lang inne. „Lassen Sie mich erst mit ihr reden", sagte sie vorsichtig. „Der Junge braucht Hilfe, das steht fest. Aber sie ist schon zu oft verletzt worden. Wenn wir nicht behutsam vorgehen, wird sie nicht zuhören wollen."

„Ich danke Ihnen vielmals. Ich habe heute Nachtschicht. Wenn sich etwas an seinem Zustand ändert, werde ich Sie anrufen."

„Frau Doktor, sind Sie sicher – denken Sie wirklich, dass er wieder gesund wird?"

Meine Gedanken kehrten ins Traumazentrum zurück, zu dem unerbittlichen Griff des Todes nach ihm. Hätten die Sanitäter auch nur eine oder zwei Minuten länger gebraucht, wäre er im Krankenwagen gestorben. Hätte sich der Überfall in der Nähe eines Krankenhauses ohne Traumazentrum ereignet, wäre er in der Notaufnahme gestorben. Dass er die Notoperation überlebt hatte, war auch deshalb bemerkenswert, weil diese in nur 30 Prozent der Fälle lebensrettend ist.[14]

Er verließ den Operationssaal mit einem regelmäßig schlagenden Herzen und einem stabilen Blutdruck, während andere der Kälte und diffusen Blutungen erlegen wären.

Das waren zu viele Zufälle, um sie als pures Glück abstempeln zu können.

„Ja", sagte ich. „Ich glaube, er wird wieder gesund."

Wochen später kehrte der Junge zu einer Nachuntersuchung in die Klinik zurück.

Er saß vor mir mit sauberer Kleidung, die Hände im Schoß gefaltet, etwas eingeschüchtert. Seine Schnitte waren verheilt,

---

14 Mark J. Seamon et al., „An Evidence-Based Approach to Patient Selection for Emergency Department Thoracotomy: A Practice Management Guideline from the Eastern Association for the Surgery of Trauma", *Journal of Trauma and Acute Care Surgery*, 79, Nr. 1 (2015), S. 159–173; Clay Cothren Burlew et al., „Western Trauma Association Critical Decisions in Trauma: Resuscitative Thoracotomy", *Journal of Trauma and Acute Care Surgery*, 73 Nr. 6 (2012), S. 1359–1363.

und er konnte wieder ohne Schmerzen und Atemnot gehen. Vor allem hatte er sich mit seiner Mutter versöhnt und lebte wieder zu Hause.

„Ich möchte Ihnen von ganzen Herzen danken", sagte er. „Nicht nur dafür, dass Sie mir das Leben gerettet haben. Diese ganze Sache hat mich verändert. Ich möchte Menschen helfen, so wie ihr es tut. Ich gehe wieder zur Schule und möchte Krankenpfleger werden."

All die Momente der Gnade – im Traumazentrum, im OP und schließlich in dieser Klinik – fügten sich zusammen wie die Noten einer Symphonie. Mitten in all der Gewalt und der Angst war Gott gegenwärtig. Im Kielwasser eines aus den Fugen geratenen Lebens komponierte er ein Meisterwerk, um einen verlorenen Sohn aus der Dunkelheit zu ziehen.

Alles war verloren erschienen, aber der Herr hatte für ihn vorgesorgt.

Der Herr sorgt vor

Der allmächtige Gott, der sich an jenem Tag in der Notaufnahme um den jungen Mann gekümmert hatte, kümmert sich seit Anbeginn der Zeit um sein Volk. In 1. Mose 22,2 sagt Gott zu Abraham: „Nimm deinen Sohn, deinen einzigen, den du lieb hast, den Isaak, und ziehe hin in das Land Morija, und opfere ihn dort als Brandopfer auf einem der Berge, den ich dir nennen werde!" Kannst du dir Abrahams innere Qual vorstellen, als er den Berg Morija bestieg? Isaak war sein geliebter Sohn, das Geschenk, das Gott ihm trotz seines fortgeschrittenen Alters gemacht hatte. Gott hatte geschworen, durch Isaak alle Familien der Erde zu segnen (1. Mose 12,2-3). Als Siegel seiner Treue befahl der Herr Abram, seinen Namen in Abraham zu ändern, was „Vater einer Menge von Nationen" bedeutet (1. Mose 17,4-5).

Stell dir also Abrahams Bestürzung und inneren Aufruhr vor, als Gott ihm befahl, seinen größten Schatz als Opfer darzubringen. Was für eine schreckliche Last muss er in seinem Herzen getragen haben, als er und sein Sohn das Feuerholz den Hang hinaufschleppten! Welch ein Schmerz erfasste ihn, als sich Isaak pflichtbewusst und mit unerschütterlichem Vertrauen in seinen Vater auf den Scheiterhaufen legte.

Doch in Abrahams dunkelster Stunde sorgte der Herr für ihn. An demselben Ort, an dem Jahrhunderte später der Tempel entstehen sollte, um Menschen Gemeinschaft mit Gott zu ermöglichen, sorgte der Herr für ein Opfer an Isaaks Stelle:

Da rief ihm der Engel des HERRN vom Himmel her zu und sprach: Abraham, Abraham! Und er sagte: Hier bin ich! Und er sprach: Strecke deine Hand nicht aus nach dem Jungen, und tu ihm nichts! Denn nun habe ich erkannt, dass du Gott fürchtest, da du deinen Sohn, deinen einzigen, mir nicht vorenthalten hast. Und Abraham erhob seine Augen und sah; und siehe, da war ein Widder hinten im Gestrüpp an seinen Hörnern festgehalten. Da ging Abraham hin, nahm den Widder und opferte ihn anstelle seines Sohnes als Brandopfer. (1. Mose 22,11-13)

Gottes Barmherzigkeit in der damaligen Situation bot eine Vorschau darauf, was er letztlich für die Menschheit bereithalten würde. Jahrtausende später würde der Vater durch die verheißene Linie Isaaks seinen erstgeborenen Sohn opfern, den er schon vor der Geburt der Welt geliebt hatte. In Anbetung und Gehorsam gegenüber seinem Vater würde Christus bereitwillig sein Leben für uns hingeben (Johannes 10,18). Und all das würde uns elenden Sündern ein Erbe verschaffen, eine Adoption als Kinder Gottes, damit auch wir uns Gott nähern und ihn „Abba, Vater" nennen können (Epheser 1,11-12; 1. Johannes 3,1; Römer 8,15).

Jahwe Jireh. Der Herr sorgt vor.

Der Herr wird versorgen

Die Fürsorge für sein Volk liegt in Gottes Charakter begründet. So ist er. Im Garten Eden, als die Sünde seine Schöpfung besudelte, verbannte Gott Adam und Eva, doch erst, nachdem er sie liebevoll bekleidet hatte (1. Mose 3,21). Als sich die ganze Welt in Bosheit wälzte, beschützte er Noah und sorgte dafür, dass das Leben nach der Flut wieder aufblühen konnte (1. Mose 8,1-2). Er versorgte sein Volk in der Wüste mit Manna vom Himmel (2. Mose 16,11-12). Er verschloss für Daniel das Maul der Löwen (Daniel 6,20-22), beauftragte einen Fisch mit der Rettung Jonas (Jona 2,1) und befahl Raben, Elia mit Nahrung zu versorgen (1. Könige 17,4).

Wenn wir über solche biblischen Beispiele nachdenken, erhalten wir die Gewissheit, dass Gott uns in allen Katastrophen, die über uns einbrechen, *versorgen wird.* Als der Blutkreislauf meines Patienten in der Notaufnahme zum Stillstand kam, sorgte Gott dafür, dass er wiederbelebt werden konnte. Nachdem er sich erholt hatte, führte Gott ihn durch seine Krise hindurch in ein Zuhause und in eine Zukunft. Auch wenn Krebsgeschwüre verschwinden, Schmerzen nachlassen und Infektionen abklingen, sind wir Zeugen von Gottes Vorsorge. Die medizinische Wissenschaft rüstet uns aus, um Krankheiten zu bekämpfen, aber Gott stellt diese Technologie zur Verfügung, führt unsere Hände und greift ein, um uns zurück ins Leben zu führen. Jede gute Nachricht im Krankenhaus ist ein Funken der Gnade Gottes. Jede Heilung spiegelt nicht die Macht unserer eigenen Hände wider, sondern vielmehr seine Fürsorge für uns, da er die Medizin als ein Werkzeug der Barmherzigkeit einsetzt.

Gottes Vorsorge ist am offensichtlichsten, wenn wir genesen, aber sie hält auch an, wenn die Behandlung fehlschlägt, *weil Gott durch Christus für uns gesorgt hat.* Als wir tot waren in unseren Sünden und Übertretungen, hat er uns erlöst, nicht durch irgendeinen Verdienst, sondern durch Gnade (Epheser 2,4-7). Der Tod ist der Feind (1. Korinther 15,26) und der Lohn unserer Sünde (Römer 6,23), *aber er ist nicht das Ende,* denn Gott hat über den Tod triumphiert und uns durch Christus gerettet.

Jesus hat uns aus dem bedrohlichen Griff der Sünde gerissen und aus der Knechtschaft befreit.

Selbst wenn die Katastrophe eintritt und die Sünde uns von dem trennt, was uns lieb und teuer ist, und wie eine Klinge durch das Fleisch schneidet, haben wir eine Verheißung, die keine Waffe antasten kann: Der Herr wird für uns sorgen. Er wird es tun, weil er der ist, der er ist. Er wird es tun, weil er es in Christus bereits getan hat.

5.
Unser Vater im Himmel

Seht, welch eine Liebe uns der Vater gegeben
hat, dass wir Kinder Gottes heißen sollen!
Und wir sind es.

1. JOHANNES 3,1

Auf einer Intensivstation für Säuglinge fühlt man sich wie auf
einem anderen Stern.

Auf Erwachsenen- und sogar auf Kinder-Intensivstationen
ist immer sehr viel los. Ärzteteams strömen in die Zimmer und
wieder heraus und murmeln dabei immer vor sich hin. Krankenschwestern rufen sich gegenseitig, weil sie Hilfe brauchen, um
einen Patienten umzudrehen. Die wachen Patienten schreien
nach Eiswürfeln oder Schmerzmitteln, und selbst die schlafenden husten gegen die Schläuche in ihren Kehlen, was die Beatmungsgeräte aus Protest laut piepen lässt.

Im Gegensatz dazu herrscht in einem Perinatalzentrum,
in dem Frühchen liegen und darauf warten müssen, bis sie
groß genug sind, um lebensfähig zu sein, eine gedämpfte At-
mosphäre. Die gleichen Monitore zeigen an den Bildschirmen
Herzkurven an. Maschinen und Medikamente unterstützen die
Atmung und den Blutdruck. Doch die Aktivität entfaltet sich
in ruhigen Bewegungen, ohne das hektische Tempo anderer
Intensivstationen.

Die Stille spiegelt zum Teil unseren Instinkt wider, zwischen schlafenden Säuglingen nur mit sanften Schritten gehen zu wollen. Doch in den Gängen einer Neugeborenen-Intensivstation laufen wir auch deshalb so behutsam, weil wir instinktiv die Zerbrechlichkeit der Kinder spüren – ihre Lungen sind noch nicht ausgereift, ihr Immunsystem ist noch sehr anfällig. Die jüngsten Menschen im Krankenhaus, einige erst wenige Stunden alt und eigentlich noch nicht in der Lage, außerhalb des Mutterleibs zu überleben, liegen in Inkubatoren, die eher wie Aquarien denn wie Wiegen aussehen und wie winzige Inseln in Räumen stehen, die für Maschinen in Erwachsenengröße gedacht sind.

In bittersüßen Momenten lernen die Eltern ihre Babys inmitten dieser ernsten Stille kennen. Mütter sitzen neben den Inkubatoren, singen Schlaflieder und lesen Bilderbücher vor. Gelegentlich dürfen sie eine Hand in den Inkubator stecken, um eine zarte Kopfhaut zu streicheln oder Lippen zu befeuchten, die sich wie sich öffnende Blütenkelche um einen Atemschlauch wölben. In den Augen dieser Mütter kann man die Sehnsucht sehen, das Verlangen, die Kleinen zu halten, die sich einst in ihrem Bauch drehten und wanden.

Die Väter auf der Frühchenstation reagieren sehr unterschiedlich. Viele halten ihre Frauen mit einem Arm umschlungen, um sie vor weiteren Verletzungen zu schützen. Andere stehen mit verschränkten Armen im hinteren Teil des Raumes, während sie in aller Stille jedes verwirrende Detail verarbeiten. Wieder andere blicken an dem Gewirr von Kathetern und Schnüren vorbei und scherzen über die winzigen Füße ihres Babys, das sicherlich einmal in der obersten Liga mitspielen wird.

Allen gemein ist ein schwieriges Gefühlswirrwarr. Die Eltern atmen erleichtert auf, dass die Medizin ihre Babys gerettet hat, schütteln dann aber über die Rückständigkeit des Ganzen den Kopf. Die Leere in ihren Armen verstört sie. Es wirkt, als sei alles schiefgelaufen; die Ordnung der Welt wurde auf den Kopf gestellt.

Orte wie dieser sind Brutstätten für eine ganz spezielle Art von Tragödie, wenn Krankheit das Aufblühen der Kindheit dämpft. Als ich während meiner Ausbildung solche Babys untersuchte und mit einem einzigen behandschuhten Finger nach einem Leistenbruch oder einem wehen Bäuchlein tastete, fragte ich mich, was für ein Leben diese kleinen Menschen führen würden, wer sie werden, wen sie lieben würden. Dann, in einem Moment des Realismus, den ich nur ungern zugeben wollte, betete ich, dass sie die Station überhaupt verlassen würden, um diese Tage zu erleben. Auf diese Weise bieten kranke Kinder einen Einblick in die Sünde in ihrer bösartigsten Form. Die Sünde korrumpiert das, was von Natur aus gut, verletzlich und schön ist.

Und doch selbst inmitten der Traurigkeit können wir in den stillen Hallen einer Neugeborenen-Intensivstation ein Echo der Liebe Gottes wahrnehmen.

Ein solches Echo habe ich in Jim gesehen. Von Beruf Maurer, füllte er jeden Raum aus, den er betrat; seine Gestalt verdeckte Wände und passte kaum durch den Türrahmen. Als sein kleiner Sohn als Frühchen auf die Welt kam und um sein Leben kämpfte, versuchte Jim, für seine Familie der Fels in der Brandung zu sein. Er spielte mit der älteren Tochter, wenn seine Frau Zeit allein zum Weinen brauchte. Er scherzte, damit sie etwas zu lachen hatte. Er stellte Fragen, wenn ihr die Worte fehlten.

Eines Abends fand ich ihn allein neben dem Inkubator seines Sohnes. Seine gebückte Haltung sah unbequem aus, besonders für jemanden mit seiner Körpergröße.

„Hey, Kumpel, Dr. Katie ist da", sagte er zu seinem winzigen Jungen, als ich das Zimmer betrat. Er blickte auf und zwang sich zu einem Lächeln. „Er hält sich in letzter Zeit oft an mir fest. Sein kleines Herz hat schon so viel durchgemacht, aber er ist immer noch sehr stark."

Ich blickte in den Inkubator. Sein fest schlafender Sohn hatte die ganze Hand um Jims behandschuhten Zeigefinger gewickelt.

„Du schaffst es, Kumpel", flüsterte er. „Du kannst dich an mir festhalten, solange du willst. Ich werde dich niemals loslassen."

Vaterliebe

Für manche ist die biblische Beschreibung von Gott als unserem Vater ein Stein des Anstoßes. Diesseits des Sündenfalls, wo wir alle von der Sünde befleckt sind, werden irdische Väter die Herrlichkeit Gottes niemals perfekt widerspiegeln können (Römer 3,23). Manche beschimpfen ihre Kinder oder sind gemein zu ihnen. Andere bieten Kälte statt Zuneigung oder sind abwesend, wenn ihre Kinder doch eigentlich Führung brauchen. In den schlimmsten Fällen sind Väter sogar gewalttätig. Wenn wir auf solche Väter blicken, um unseren himmlischen Vater zu verstehen, sehen wir vielleicht nur Zorn, Distanz oder Tyrannei, und so können wir den Charakter der Liebe und Treue, von dem die Bibel spricht, nicht begreifen.

So sehr uns unsere Erfahrungen auch beeinflussen mögen – sobald wir Gott aufgrund der Taten seiner Geschöpfe beurteilen, nähern wir uns ihm aus genau der falschen Richtung. Gott macht den Menschen zu seinem Ebenbild, nicht andersherum. Wenn uns unsere Väter im Stich lassen, weist dieses Versagen nicht auf Gott hin, sondern auf die Macht der Sünde, die sich in jeden unserer Gedanken, jedes Wort und jede Tat einschleicht.

Nur wenn wir Vaterschaft in ihrer *besten* Form erleben – wenn Väter sich für ihre Familien aufopfern, ihre Kinder trösten, ob sie nun aufgeschürfte Knie oder gebrochene Herzen haben, und ihre Babys festhalten – deutet dies auf unseren wahren Vater im Himmel hin. Tugenden der Vaterschaft sind der Überfluss der Liebe unseres himmlischen Vaters zu seinem eigenen Sohn, die schon erblühte, bevor das Universum begann: „Im Anfang war das Wort, und das Wort war bei Gott, und das Wort war Gott" (Johannes 1,1). Bei der Taufe Jesu öffnete sich der Himmel, und der Vater erklärte: „Du bist mein geliebter Sohn, an dir habe ich Wohlgefallen gefunden" (Lukas 3,22). Im Griechischen steht für „geliebter" das Wort *agapetos.* Anders als bei der romantischen Liebe, bei der einem die Knie weich werden, oder der brüderlichen Liebe zwischen Freunden liebt der Vater seinen Sohn mit *Agape-Liebe:* einer bundestreuen, unveränderlichen, selbstaufopfernden Liebe, die ewig währt.

Die erstaunliche Gute Nachricht für uns ist, dass durch die Auferstehung Jesu *auch wir Gottes geliebte Kinder sind.* Die gleiche ewige Liebe, die zwischen dem himmlischen Vater und dem Sohn erstrahlt, ergießt sich auch über uns. Jesus betet bezüglich dieser Adoption seiner Jünger in seinem hohepriesterlichen Gebet:

Und die Herrlichkeit, die du mir gegeben hast, habe ich ihnen gegeben, dass sie eins seien, wie wir eins sind – ich in ihnen und du in mir –, dass sie in eins vollendet seien, damit die Welt erkenne, dass du mich gesandt und sie geliebt hast, wie du mich geliebt hast. Vater, ich will, dass die, welche du mir gegeben hast, auch bei mir seien, wo ich bin, damit sie meine Herrlichkeit schauen, die du mir gegeben hast, denn

du hast mich geliebt vor Grundlegung der Welt ... Und ich
habe ihnen deinen Namen kundgetan und werde ihn kund-
tun, damit die Liebe, womit du mich geliebt hast, in ihnen sei
und ich in ihnen. (Johannes 17,22-24.26)

Paulus führt unsere göttliche Adoption in seinem Brief an die Epheser weiter aus: „Wie er uns in ihm auserwählt hat vor Grundlegung der Welt, dass wir heilig und tadellos vor ihm sind in Liebe und uns vorherbestimmt hat zur Sohnschaft durch Jesus Christus für sich selbst nach dem Wohlgefallen seines Willens, zum Preis der Herrlichkeit seiner Gnade, mit der er uns begnadigt hat in dem Geliebten" (Epheser 1,4-6). Im Römerbrief schreibt Paulus: „Denn so viele durch den Geist Gottes geleitet werden, die sind Söhne Gottes. Denn ihr habt nicht einen Geist der Knechtschaft empfangen, wieder zur Furcht, sondern einen Geist der Sohnschaft habt ihr empfangen, in dem wir rufen: Abba, Vater!" (Römer 8,14-15). Auch Johannes bejubelt dieses großartige Geschenk: „Seht, welch eine Liebe uns der Vater gegeben hat, dass wir Kinder Gottes heißen sollen! Und wir sind es" (1. Johannes 3,1).

Denken wir einmal darüber nach, wie wundervoll das ist! Wenn wir Gott unseren Vater nennen, beziehen wir uns nicht auf die kaputten Beispiele von Vaterschaft, die das Hier und Jetzt bevölkern. Vielmehr bekennen wir, *dass Gott uns durch Christus adoptiert hat und wir nun seine geliebten Kinder sind.* Durch ihn gewährt uns der himmlische Vater die Liebe, die er mit dem Sohn in aller Ewigkeit geteilt hat. Dieser Vater wird uns niemals im Stich lassen. Er ist niemals hochmütig, niemals rachsüchtig oder grausam. Er bleibt in seiner Liebe zu uns unerschütterlich, auch wenn wir uns von ihm abwenden. Wie das Gleichnis vom verlorenen Sohn zeigt, beschimpft oder erniedrigt er uns nicht, wenn wir ihn um Vergebung bitten. Stattdessen *läuft* er uns entgegen: „Als er aber noch fern war, sah ihn sein Vater und wurde innerlich bewegt und lief hin und fiel ihm um seinen Hals und küsste ihn" (Lukas 15,20). Unser Vater liebt uns mit einer so wertschätzenden, radikalen, vollkommenen Liebe, dass er den Horizont nach uns absucht, wenn wir uns verirrt haben. Und wenn wir zurückkehren, eilt er herbei, um uns zu umarmen, um uns in unserer wahren Heimat, in der Gemeinschaft mit ihm, willkommen zu heißen.

Wir waren einst tot in unseren Sünden und Übertretungen (Epheser 2,1). Wie Säuglinge, die zu schwach für diese Welt sind, haben wir vergeblich versucht, uns irgendwo festzuhalten, konnten uns aber nicht aufrichten.

Als wir uns anstrengten und abstrampelten, beugte sich unser Vater durch Christus herab und nahm uns in die Arme. Während wir um uns schlugen, legte er eine ruhige Hand auf uns. Während unsere eigenen Väter uns vielleicht enttäuschen, unzulänglich sind oder uns verletzen, haben wir einen Vater im Himmel, der Herr über alles ist, der uns niemals im Stich lassen wird (Matthäus 5,48). Sünde drückt uns nieder. Krankheit und Verlust umwehen uns wie ein sich drehender Wind. Aber in Christus streckt Gott seine Hand dorthin aus, wo wir hilflos und schlaff daniederliegen, und ergreift uns. Wie ein liebender Vater sein Kind hält, so hält er uns und lässt uns nicht mehr los.

6.

Nicht von Brot allein soll der Mensch leben

Er aber antwortete und sprach: Es steht
geschrieben: „Nicht von Brot allein soll der
Mensch leben, sondern von jedem Wort,
das durch den Mund Gottes ausgeht."
MATTHÄUS 4,4

„Zimmer 219. Bringt mir KFC. Dunkles Fleisch."

„Heißt das, du wurdest eingeliefert?"

„Beeilt euch einfach. Ich schwöre, die wollen mich mit diesem
Essen umbringen!" Eine Stunde später kam unsere Familie in
Davids Krankenzimmer, den von ihm gewünschten Eimer voller
Hähnchenschenkel von *Kentucky Fried Chicken* unterm Arm. Er
war wieder mit Atemproblemen eingeliefert worden. Zum Glück
hatte er nach einer Nacht mit Aerosol-Medikamenten und zusätzlichem Sauerstoff sowohl die Fähigkeit zu atmen als auch seinen Sinn für Humor wiedererlangt.

„David, darfst du das überhaupt essen?", fragte ich, als wir
eintraten, den Eimer in die Höhe haltend. Ich hatte da so meine
Zweifel. „Da ist eine Menge Salz drin. Sollst du nicht Schonkost
bekommen?"

„Ja. Essen, das meine Geschmacksnerven schont!"

Heißhunger

Krankenhäuser sind nicht gerade für ihre kulinarischen Künste bekannt. Während meiner chirurgischen Facharztausbildung war unsere Cafeteria so freundlich, den Assistenzärzten während der Nachtschicht um 21 Uhr eine kostenlose Mahlzeit anzubieten. Pünktlich um 20:45 Uhr bildete sich jeden Abend eine Schlange aus zerzausten und übermüdeten jungen Ärzten vor dem Serviertresen, einen Pager an der Hüfte und Styroporteller in der Hand.

Als überarbeitete und unterbezahlte Assistenzärzte waren wir dankbar für das kostenlose Essen, aber nach dem stundenlangen Warmhalten war jedes Gericht zu einer einzigen zähen Masse verkocht. Kartoffelpüree, Kürbispüree, ergrautes Erbsenpüree, breiiger Hackbraten in Soße mit dicker Haut – alles war eine undefinierbare Masse. Wir ließen es einfach die Kehle hinunterrutschen, statt es richtig zu kauen und zu schlucken. Während ich das Zeug in meinem Bereitschaftsraum hinunterwürgte, dachte ich an meine Patienten, die krank waren und Heimweh hatten und den ganzen Tag auf diese Mahlzeiten unter Plastikdeckeln warteten. Ein Anflug von Mitgefühl überkam mich.

Unabhängig davon, warum man im Krankenhaus liegt, nährt Krankenhauskost die Sehnsucht nach guter Hausmannskost. Man hebt den Plastikdeckel von einem Teller mit nicht mehr als solchem erkennbaren Fleisch, rümpft die Nase und sehnt sich nach seinen Lieblingsgerichten, wie man sie im Kreis der Familie an besonderen Feiertagen genießt. Diejenigen, die eine besondere Diät einhalten müssen, verzehren sich nach der Freiheit, eine Prise Salz oder einen Klecks Butter hinzuzufügen, um den Geschmack und die Konsistenz zu verbessern. Wir fragen uns, ob es sich lohnt, nur für die Gesundheit auf die einfache Freude an gutem Essen zu verzichten.

Für einige nimmt die Sehnsucht überhand. Vielleicht dürfen sie wegen einer Infektion oder eines schwelenden Krebsgeschwüres überhaupt nicht essen. Bald werden die Lippen rissig, die Zungen trocken. Der Bauch bläht sich auf und hallt wie eine Trommel, während die Gliedmaßen verkümmern und ihr eigenes Muskelgewebe opfern, um den hungernden Körper zu ernähren.

Manchen Patienten jedoch wird allein beim Gedanken an Essen schon übel. Andere träumen ständig von warmen Getränken und dampfenden Mahlzeiten. Wenn uns die Krankheit längerfristig plagt, müssen wir uns auf die Ernährung durch eine Sonde verlassen, und täglich stöhnen wir, wenn ein Kanister mit der Farbe von nassem Lehm, der keine Ähnlichkeit mit dem ersehnten Brathähnchen oder den Spaghetti hat, als unsere Nahrung herhalten muss.

In diesem seltsamen Zustand, in dem wir zwar ernährt werden, aber nie wirklich satt sind, stellt sich Bitterkeit ein. Wenn uns etwas so Grundlegendes wie Essen und Trinken vorenthalten wird, zweifeln wir bald an anderen Dingen, die wir einst für selbstverständlich hielten: wer wir sind, wohin wir gehen. Wer Gott ist. Ob er gut ist.

Denke nur einmal an die Israeliten in der Wüste und daran, wie schnell sich ihr Lobpreis in Stöhnen verwandelte, als ihre Bäuche zu knurren begannen. In dem Moment, als sich der Hunger ankündigte, vergaßen sie alles, was Gott während des Exodus für sie getan hatte: die Frösche, den Nil, das Passahfest, das sich teilende Meer (2. Mose 7–14). Eben noch hatten alle Frauen mit Tamburinen getanzt, um Gottes Größe zu verkünden (2. Mose 15,20-21). Im nächsten Moment jammerten und stöhnten sie über ihre leeren Mägen und hätten ihre durch Gottes Eingreifen gewonnene Freiheit gerne gegen einen Topf Fleisch eingetauscht (2. Mose 16,3). Der Hunger verzehrt uns so sehr, dass wir uns in einem Zustand der Benommenheit auf nichts anderes konzentrieren können als auf sein ständiges Nagen.

Nicht durch Brot allein

In der ganzen Bibel sieht man, dass Gott seine Kinder ernährt. Seine Fürsorge begann im Garten Eden, wo er Adam und Eva jede üppige Pflanze zur Nahrung anbot (1. Mose 2,9). Als sie rebellierten, schlich sich Hunger in die Bäuche der Menschen, und der Boden gab nur Nahrung her, wenn er bearbeitet wurde (1. Mose 3,18-19). Dennoch ernährte Gott sein Volk. Er befreite Josef aus dem Gefängnis, um die Israeliten während der Hungersnot zu ernähren (1. Mose 50,20). Er beauftragte Raben, Elia Brot und Fleisch zu bringen, als die Dürre das Land versengte (1. Könige 17,6), und verlängerte auf wundersame Weise den Vorrat an Öl und Mehl der Witwe von Zarpat (1. Könige 17,16). Als sein Volk in der Wüste nach Nahrung schrie, sorgte er für sie: „Und doch hat er den Wolken oben geboten und die Türen des Himmels geöffnet. Und hat Manna auf sie regnen lassen, dass sie es äßen, und ihnen Himmelsgetreide gegeben. Ein jeder aß Brot der Starken. Speise sandte er ihnen bis zur Sättigung" (Psalm 78,23-25). Jesus erinnert uns an Folgendes: Wie ein Vater seine Familie mit Nahrung versorgt, so wird auch unser Vater im Himmel unseren geistlichen Hunger stillen, wenn wir ihn im Glauben anflehen: „Wen von euch, der Vater ist, wird der Sohn um einen Fisch bitten – und wird er ihm statt des Fisches etwa eine Schlange geben? Oder auch, wenn er um ein Ei bäte – er wird ihm doch nicht einen Skorpion geben? Wenn nun ihr, die ihr böse seid, euren Kindern gute Gaben zu geben wisst, wie viel mehr wird der Vater, der vom Himmel gibt, den Heiligen Geist geben denen, die ihn bitten!" (Lukas 11,11-13).

Beachte Jesu Einschränkung in Vers 13: „... denen, die ihn bitten." Unser Hunger hat einen Zweck. Unser Vater sehnt sich danach, uns gute Gaben zu geben, aber das köstlichste Geschenk von allen ist unsere Beziehung zu ihm. Wenn der Schmerz unseren Magen zwickt, sollte uns das zu Gott führen, der unsere größten Sehnsüchte stillt.

Mose beschrieb diese Absicht in seinem fünften Buch. Als sein eigener Tod näher rückte und Gottes Verheißung, die Israeliten nach Kanaan zu bringen, sich bald erfüllen sollte, drängte Mose sein Volk, sich daran zu erinnern, dass Gott es versorgt hatte: „Und er demütigte dich und ließ dich hungern. Und er speiste dich mit dem Man, das du nicht kanntest und das deine Väter nicht kannten, um dich erkennen zu lassen, dass der Mensch nicht von Brot allein lebt. Sondern von allem, was aus dem Mund des HERRN hervorgeht, lebt der Mensch" (5. Mose 8,3). Gott ließ zu, dass der Hunger sein Volk in große Unruhe versetzte, und dann überzog er das Gras mit Manna und den Himmel mit Fleisch, damit sie wussten, dass das Vertrauen in ihn die ultimative Nährstoffquelle ist. Wenn unser Mund austrocknet und unser Magen knurrt, sollten wir uns an Sprüche 3,5 erinnern: „Vertraue auf den HERRN mit deinem ganzen Herzen und stütze dich nicht auf deinen Verstand!"

Damit wir Moses Drängen nicht als poetische Geste abtun, sollten wir uns daran erinnern, dass das genau die Worte waren, mit denen Jesus Satan besiegte. Als der Teufel Jesus in der Wüste aufforderte, Steine in Brot zu verwandeln, konterte der Sohn Gottes mit 5. Mose 8,3: „Es steht geschrieben: ‚Nicht von Brot allein soll der Mensch leben, sondern von jedem Wort, das durch den

Mund Gottes ausgeht'" (Matthäus 4,4). Indem er den Feind auf diese Weise widerlegt hatte, offenbarte sich Jesus als das wahre Israel, das in Zeiten der Not lieber auf Gottes Wort hörte, als sich an irdische Götzen zu wenden. Er gab die Antwort, die wir alle äußern sollten, was wir aber in unserem sündigen Zustand nie tun. Er veranschaulichte, dass, selbst wenn unsere Glieder verkümmern, Gott unseren tiefsten Hunger stillen kann. Wenn wir uns auf ihn verlassen und nicht auf unsere eigenen begrenzten Möglichkeiten, entziehen wir Satan seine Macht.

Gott ist derjenige, der unseren Körper so gestaltet hat, dass der Genuss einer dampfenden Mahlzeit auch die entscheidenden Moleküle liefert, die unsere Zellen brauchen. Er ist derjenige, der für jeden Bissen und jedes Getreidekorn sorgt, das wir uns auf der Zunge zergehen lassen.

Gott ist auch der Einzige, der den quälenden Hunger unserer Seelen stillen kann.

Das Brot des Lebens

Auch als Erlöste können wir noch in Sünde fallen. Wenn sich die Leere in unseren Bäuchen breitmacht, murren wir wie die Israeliten in der Wüste. Wir sehnen uns nach Süße und Salz und werden bitter, wenn wir das Gewünschte nicht bekommen. Wenn wir uns eigentlich nach Gott sehnen sollten, träumen wir nur von Brot.

Trotz alledem ernährt Gott uns. Er lässt uns mit unserem Hunger nicht im Stich. Wir jammern und lechzen und klagen, aber durch Christus versorgt er uns trotz alledem. „Denn wenn durch die Übertretung des einen der Tod durch den einen geherrscht hat, so werden viel mehr die, welche den Überfluss der Gnade und der Gabe der Gerechtigkeit empfangen, im Leben herrschen durch den einen, Jesus Christus" (Römer 5,17).

Wenn wir uns nicht selbst ernähren können, und wenn wir in unserer Halsstarrigkeit nicht von Gott träumen, sondern von Speisen, die schon morgen verfaulen, dann ernährt uns Gott dennoch.

Durch Christus füllt uns Gott mit einer Gnade, die kein noch so begehrtes Gericht erreichen könnte. „Ich bin das Brot des Lebens", sagte Jesus. „Wer zu mir kommt, wird nicht hungern, und wer an mich glaubt, wird nie mehr dürsten" (Johannes 6,35). Außerdem verspricht er: „Ich bin das lebendige Brot, das aus dem Himmel herabgekommen ist; wenn jemand von diesem Brot isst, wird er leben in Ewigkeit. Das Brot aber, das ich geben werde, ist mein Fleisch für das Leben der Welt" (Johannes 6,51). Christus hat sein Leben für uns hingegeben, damit unsere Seelen für immer gesättigt werden. In ihm finden wir Stärkung, um die verzweifeltsten Sehnsüchte unserer Seelen zu stillen.

Wenn eine Krankenschwester einen weiteren Beutel mit Sondennahrung auspackt oder wenn wir uns nach einer Lieblingsspeise sehnen oder über die geschmacklose Krankenhauskost spotten, können wir uns an das Brot des Lebens erinnern. Hunger macht uns schwach. Aber in Christus haben wir die Verheißung eines Brotes, das unsere Sehnsucht in alle Ewigkeit stillt.

Himmlischer Vater, lass meinen Hunger der Anlass sein, meine Augen zu dir zu erheben. Lass mich in meinem Innersten wissen, dass Jesus Christus das Brot des Lebens ist, auch wenn mich jetzt der Hunger plagt. Durch sein Opfer und seine Auferstehung bietest du mir Stärkung an, die meine Seele für immer sättigen wird. Amen.

7.

Der Name des Herrn sei gepriesen

Der HERR hat gegeben,
und der HERR hat genommen,
der Name des HERRN sei gepriesen!
HIOB 1,21

Der am schwersten erkrankte Mensch, der mir jemals anvertraut wurde, war ein junger Mann. Er war ein gesunder junger Mensch, bis er eines Tages eine Blinddarmentzündung bekam, eines der routinemäßigsten Probleme, denen ein Chirurg begegnet. Ich lernte ihn kennen, weil etwas sehr Unroutinemäßiges passiert war: Während er auf die OP wartete, erbrach er und atmete versehentlich etwas von dem Erbrochenen ein. Dadurch wurde er furchtbar krank.

Der Darminhalt ist voller Enzyme, und die Säure in der Magenflüssigkeit ist so ätzend, dass sie Metalle zersetzen kann.[15] Wenn dieses Gemisch auf das empfindliche Lungengewebe trifft, wird es zerstört. Das löst wiederum eine Reaktion des Immunsystems aus und legt den Grundstein für eine Lungenentzündung. Wer

---

15 Winifred Rebhandl et al., „In Vitro Study of Ingested Coins: Leave Them or Retrieve Them?", *Journal of Pediatric Surgery 42*, Nr. 10 (2007), S. 1729–1734.

ein solches „Aspirationsereignis" erleidet, muss womöglich mehrere Tage auf die Intensivstation, hängt am Beatmungsgerät und benötigt zusätzliche Blutdruckunterstützung; wenn sich eine Lungenentzündung entwickelt, auch länger.

Diejenigen von uns, die diesen jungen Mann auf der Intensivstation aufnahmen, kannten sich mit Aspirationspatienten gut aus. Wir rechneten damit, dass sich sein Zustand in den nächsten 48 Stunden verschlechtern würde, und wir wussten, dass wir die Einstellungen seines Beatmungsgeräts genau überprüfen und seinen Flüssigkeitsbedarf sorgfältig gegen das Risiko einer weiteren Überflutung seiner Lunge abwägen mussten.

Niemand von uns hatte jedoch erwartet, dass er die massivste Entzündungsreaktion erleiden würde, die wir je gesehen hatten.

Die Verletzungen in seiner Lunge ließen sein Immunsystem auf Hochtouren fahren. Alle Kapillaren in seinem Körper weiteten sich und wurden undicht. Sein Blutdruck stürzte ab. Da die Barrieren zwischen Kapillaren und Gewebe durchbrochen waren, sickerte ihm Flüssigkeit in die Lunge, und seine Sauerstoffwerte sanken. Ganze zwei Stunden lang konnte ich in einer Intensivstation mit 19 anderen schwerkranken Patienten nicht von seinem Bett weichen.

Wir stabilisierten seinen Blutdruck mit hoch dosierten Medikamenten, aber trotz all unserer Bemühungen konnten wir seiner Lunge nicht helfen. Obwohl wir die Einstellungen seines Beatmungsgeräts auf die maximal tolerierbare Unterstützung eingestellt hatten, ihn im Bett in Bauchlage gebracht und ihn gelähmt hatten, um seine Brustmuskeln zu entspannen, bewegten sich seine Sauerstoffwerte immer noch auf einem Niveau, das zum Leben nicht ausreichte. Der Spezialist für Atemwegserkrankungen, der ununterbrochen neben mir gestanden und mit dem Beatmungsgerät gearbeitet hatte, ließ schließlich die Arme sinken und signalisierte, dass er mit seinem Latein am Ende war. „Ich weiß einfach nicht, was wir noch machen könnten", sagte er niedergeschlagen.

Da wir ihn mit den üblichen Mitteln nicht am Leben erhalten konnten, griffen wir schließlich zu einer extremen Maßnahme: Wir riefen einen Spezialisten hinzu, der ihn an eine Herz-Lungen-Maschine anschloss. Die extrakorporale Membranoxygenierung (ECMO) ersetzt die Funktion der erkrankten Lunge, indem sie das Blut in einen Apparat umleitet, der Sauerstoff hinzufügt und Kohlendioxid entfernt. Sie erfordert die chirurgische Platzierung zweier großer Katheter, eine chemische Verdünnung des Blutes, um eine Gerinnung im Kreislauf zu verhindern[16], und eine kontinuierliche Überwachung. *Bitte, Gott, lass das funktionieren*, betete ich, als die Techniker das System starteten.

Mit der ECMO verbesserten sich seine Sauerstoffwerte, aber er benötigte immer noch astronomische Medikamentendosen, um am Leben zu bleiben. Sein Blutdruck sank so stark ab, dass er jede Minute Adrenalin in Dosen benötigte, die normalerweise für einen Herzstillstand reserviert sind. Als der Vorrat an Adrenalin in unserem Krankenhaus zur Neige ging, wandte sich die Krankenhausapotheke an die Behörden unseres Bundesstaates, um Nachschub zu ordern. Man warnte uns, dass wir bei diesem Tempo riskierten, die Vorräte des ganzen Bundesstaates zu erschöpfen.

Währenddessen trafen wir uns in den nächsten Tagen wiederholt mit seiner Familie. Die nervliche Belastung machte seine Eltern fassungslos. Unsere Gespräche verbrachten sie entweder mit

---

16 Neuere Geräte erfordern keinen Blutverdünner mehr.

flehentlichem Nachfragen oder sie schwelgten in Erinnerungen, als gingen sie davon aus, dass er am nächsten Tag nach Hause zurückkehren würde. Sie sorgten sich besonders um seine behinderte Tochter, die an den Rollstuhl gefesselt und auf seine Pflege angewiesen war. „Ich weiß nicht, was ohne ihn aus ihr werden soll", sagte seine Mutter. Und dann, immer wieder: „Er *muss* einfach gesund werden. Er *muss*."

Eine Woche lang wirbelte sein Immunsystem einen Sturm in seinem Körper auf. Die hohen Medikamentendosen schwärzten schließlich seine Finger und Zehen. Doch die Röntgenaufnahmen der Brust zeigten, dass sich seine Lunge zu erholen begann, und wir hofften, dass er mit der ECMO die Kurve kriegen würde.

Dann, eines Morgens, machte seine Krankenschwester eine schreckliche Entdeckung. Eine seiner Pupillen hatte ihre Größe verdreifacht und reagierte nicht mehr auf Licht.

Wir verstummten vor Angst, als ein tragbarer CT-Scanner an dem Arsenal von Maschinen vorbeisurrte, die ihn versorgten. Die Aufnahmen seines Gehirns bestätigten unsere Befürchtungen: Der Blutverdünner, der im ECMO-Kreislauf verwendet wurde, hatte eine massive Hirnblutung verursacht.[17] Nach so vielen heroischen Maßnahmen und so vielen Gebeten hatte eine der ausgefeiltesten Behandlungen – das Beste, was wir zu bieten hatten – ihm einen tödlichen Schlag versetzt.

Die Nachricht brach seinen Eltern das Herz. 15 Minuten lang schrie sein Vater herum, verfluchte uns, das Team im Operationssaal, die Ärzte der Notaufnahme, den Arbeitgeber seines Sohnes, jeden, dem er auch nur einen Hauch von Verantwortung

---

17 Dieses Ereignis liegt etwa ein Jahrzehnt zurück. Das frühere Risiko von Blutungen unter ECMO hat in letzter Zeit zur Entwicklung von Kreislaufsystemen geführt, die ohne Blutverdünner laufen.

zuschieben konnte. Seine Mutter saß neben ihm und zitterte wie ein Schilfrohr im Wind, wiegte sich weinend hin und her und stammelte wieder und immer wieder: „Das darf nicht wahr sein!" Ich sah zu, wie sich ihr Kummer entfaltete, fühlte, wie sich mir die Brust zusammenzog, und suchte in meinem Kopf nach den richtigen Worten. Nichts, was ich sagen konnte, vermochte diese Wunde zu heilen. Nichts konnte die Zeit zurückdrehen, um all die aufwühlenden und letztlich sinnlosen Ereignisse der letzten Woche ungeschehen zu machen. „Es tut mir so leid", war alles, was ich stammeln konnte.

Es war so furchtbar unzureichend. Der Vater des Patienten starrte mich nur an, und ich verstand, warum.

Wir hatten gehofft, die medizinische Versorgung des Patienten noch einige Stunden fortsetzen zu können, um allen Familienmitgliedern Zeit zu geben, sich zu verabschieden, aber als wir nach der Unterredung zu seinem Krankenbett zurückkehrten, sank seine Herzfrequenz rapide ab. Ich eilte zurück in den Konferenzraum und sah, wie sich seine Eltern umarmten.

„Wir haben nicht mehr viel Zeit", sagte ich.

Seine Mutter begann wieder zu weinen, und die Tränen drangen schließlich durch den Zorn seines Vaters. „Seine Tochter muss herkommen", beharrte er.

Eine halbe Stunde später, während wir sein Herz mit Medikamenten stimulierten, erschien seine Tochter vor seinem Zimmer. Ihre Beine im Rollstuhl waren längst verkümmert und schlaff. Ihre Arme lagen verkrampft über der Brust gekreuzt. Ihre geröteten Augen verrieten die kürzlich vergossenen Tränen, die ihr jemand vor der Ankunft abgewischt hatte. Das Gesicht ihres Großvaters, das während der Gespräche mit uns so streng war, wurde bei ihrem Anblick weicher.

„Sie wird ihn in diesem Stuhl nicht sehen können, er ist nicht hoch genug", sagte er. Er blickte auf das Krankenhausbett seines Sohnes, das wir hochgefahren hatten, um die ECMO zu ermöglichen. „Können Sie etwas tun, damit sie sein Gesicht sehen kann?"

Ein Team von Krankenschwestern hob sie auf eine Trage. Sie schoben die Monitore beiseite, um einen Durchgang zu schaffen, dann rollten sie sie in das Zimmer, damit sie neben ihrem Vater liegen konnte. Sie konnte nicht über die Lücke zwischen Trage und Krankenhausbett greifen, weil ihre Arme, die schon seit langer Zeit versteift waren, in einer Beugehaltung blockiert waren. Stattdessen starrte sie auf das Gesicht, das sie trotz der Schläuche, Falten und Schwellungen der Krankheit noch immer erkannte. „Ich hab dich lieb, Daddy", sagte sie.

Die diensthabende Schwester brach in Tränen aus, und ich drehte mich zur Wand, um meine eigenen zu verbergen. *Gott, das ist zu viel,* betete ich. *Bitte, kannst du ihn nicht heilen?* Ich wusste, dass der Herr alle Dinge zum Guten wirkt für die, die ihn lieben (Römer 8,28). Aber was für ein Gutes konnte daraus entstehen, wenn ein behindertes Mädchen, das nicht für sich selbst sorgen konnte, nun zur Waise werden würde? Welche Schönheit offenbarte sich nach einer Woche heldenhafter Bemühungen in dem verkürzten Leben eines Mannes, dessen Tod durch eben die Maßnahmen herbeigeführt wurde, die ihn hatten retten sollen?

Ein paar Minuten später kapitulierte sein Herz, das so viel ertragen hatte. Alarmsignale ertönten. Ich horchte seine Brust mit einem Stethoskop ab, um die Stille in seinem Inneren zu bestätigen, und seine Mutter schloss die Augen und weinte. Seine Tochter heulte lauthals. Sein Vater brach zusammen. Als ich geduckt aus dem Zimmer ging, betete ich, dass Gott irgendwie, auf irgendeine Art und Weise, die wir nicht sehen konnten, aus diesem Trümmerhaufen etwas Gutes bewirken würde.

Fragen, die uns verfolgen

Wir haben bereits gesehen, dass der Herr für uns sorgt. Jesus selbst ermutigt uns, uns keine Sorgen um Nahrung oder Kleidung zu machen, denn Gott wird sich um unsere Bedürfnisse kümmern:

Und warum seid ihr um Kleidung besorgt? Betrachtet die Lilien des Feldes, wie sie wachsen; sie mühen sich nicht, auch spinnen sie nicht. Ich sage euch aber, dass selbst nicht Salomo in all seiner Herrlichkeit bekleidet war wie eine von diesen. Wenn aber Gott das Gras des Feldes, das heute steht und morgen in den Ofen geworfen wird, so kleidet, wird er das nicht viel mehr euch tun, ihr Kleingläubigen? (Matthäus 6,28-30)

Um nicht zu zweifeln, müssen wir unseren Blick nur auf das Kreuz richten, wo wir entdecken, wie sehr sich Gott aus Gnade um uns kümmert (Epheser 2,1-7).

Doch in den schlimmsten Momenten des Lebens entgehen uns die Zeichen der Fürsorge Gottes leicht. Wir suchen unsere Umgebung nach dem Opfertier, dem vermehrten Fisch oder dem Brot vom Himmel ab, entdecken aber nur Verwüstung. Wir stehen am Bett eines jungen Mannes, der geliebt und gebraucht wird, sehen, wie seine Tochter um ihn weint, und fragen uns: *Herr, was tust du? Wie kann das nur richtig sein?*

In solchen Momenten versagen Euphemismen, und das aus gutem Grund. Gäbe es angesichts unserer schlimmsten Probleme einfache Antworten, würden wir mit der Sünde allein fertig und bräuchten keinen Erlöser. Wir brauchen Gottes Gnade gerade deshalb, weil wir die Übel, die die Welt heimsuchen, nicht einfach abstreifen können.

Und doch liebt Gott uns so sehr, dass er uns nicht völlig im Stich lässt. Seine Heilige Schrift enthält einen Bericht, der uns Erkenntnisse liefert, wenn das Unglück zuschlägt: das Buch Hiob.

Das Unglück kommt

Hiob war ein Zeitgenosse der Patriarchen. Über ihn heißt es: „Und dieser Mann war rechtschaffen und redlich und gottesfürchtig und mied das Böse" (Hiob 1,1). Das hebräische Wort für „rechtschaffen" bezeichnet in diesem Zusammenhang nicht Sündlosigkeit, sondern Aufrichtigkeit (vgl. Josua 24,14). Hiobs Gottesfurcht ist die aus Sprüche 1,7: „Die Furcht des HERRN ist der Anfang der Erkenntnis. Weisheit und Zucht verachten nur die Narren."

Hiob war also sowohl gerecht als auch weise, ein treuer Diener, dem Gottes Ehre so wichtig war, dass er Opfer darbrachte, um die Sünden zu sühnen, die seine Kinder „in ihrem Herzen" begangen haben könnten (Hiob 1,5).

Trotz seiner Hingabe an den Herrn brach Hiobs Leben schon im ersten Kapitel zusammen. Sein Vieh wurde geschlachtet oder gestohlen. Feinde ermordeten seine Diener. Alle seine Kinder kamen bei einer Naturkatastrophe ums Leben. In einer letzten Krise wurde Hiob von Kopf bis Fuß von schmerzhaften Wunden heimgesucht. Alles, was er besaß und liebte, war zerstört, sein Körper am Ende; Hiob konnte nichts anderes tun, als in der Asche zu sitzen und sich mit Tonscherben zu kratzen (Hiob 2,8).

Hiobs Reaktion auf diesen Verlust ist verblüffend. Zuerst zerriss er sein Gewand und schor sich den Kopf, beides traditionelle Zeichen der Trauer (Hiob 1,20). Wir alle können diese Reaktion nachempfinden, die Flut des Schmerzes, die Tränen. Doch dann tat er etwas Überraschendes: Er fiel auf den Boden und *betete an*. „Nackt bin ich aus meiner Mutter Leib gekommen, und nackt kehre ich dahin zurück", sagte Hiob. „Der HERR hat gegeben, und der HERR hat genommen, der Name des HERRN sei gepriesen!" (Hiob 1,21).

Jede irdische Sache, die Hiob teuer gewesen war, war weg. Die Kinder, die er liebte, waren tot, ihre Namen und Gesichter und der Klang ihres Lachens lebten nur noch in seiner Erinnerung. Und doch klammerte er sich inmitten seines Kummers immer noch an Gott, *lobte* ihn sogar.

Hiobs bemerkenswerte Verknüpfung von Trauer und Anbetung zieht sich durch das ganze Buch. In Kapitel 3 verflucht er den Tag seiner Geburt in Versen, die an die Psalmen erinnern:

Denn noch vor meinem Brot kommt mein Seufzen, und wie Wasser ergießt sich mein Schreien. Denn ich fürchtete einen Schrecken, und er traf mich, und wovor mir bangte, das kam über mich. Ich hatte noch keine Ruhe und hatte noch keinen Frieden, und ich konnte noch nicht ausruhen – da kam ein Toben. (Hiob 3,24-26)

In den nächsten 30 Kapiteln debattierte er mit „mühsamen Tröstern", die ihm mehr schadeten als halfen, und seine Gebete entwickelten sich zu Beschwerden: „Warum hast du mich dir zur Zielscheibe gesetzt, und warum werde ich mir zur Last? Warum vergibst du mir nicht mein Verbrechen und lässt meine Schuld nicht vorübergehen?" (Hiob 7,20-21). Als seine Gefährten ihn mit Anschuldigungen überhäuften, schwand Hiobs Vertrauen, und seine Gebete wurden immer verzweifelter. Aber er gab Gott niemals auf. Hiob klagte, sehnte sich danach zu verstehen, protestierte und forderte sogar von Gott Antworten, aber er leugnete nie, wer Gott ist: der Schöpfer der Erde, „der so große Dinge tut, dass sie nicht zu erforschen, und Wundertaten, dass sie nicht zu zählen sind" (Hiob 9,10).

Hiobs Reaktion offenbart uns, dass tiefe Trauer – die Art, die von innen herausquillt und das Herz blutig schürft – eine angemessene Reaktion auf Leiden ist. Wir wurden nicht für eine sündige Welt geschaffen, und Tragödien verdienen zu Recht unsere Tränen. Sogar Jesus, der am Vorabend seiner Hinrichtung in einem Garten kniete, war „sehr betrübt, bis zum Tod" (Matthäus 26,38). „Und als er in Angst war, betete er heftiger. Es wurde aber sein Schweiß wie große Blutstropfen, die auf die Erde herabfielen" (Lukas 22,44).

Hiob lehrt uns auch, dass unsere Bedrängnisse, wie schwer sie auch sein mögen, *Gottes Charakter nicht schmälern*. Ob es uns blendend geht oder ob wir leiden, *Gott bleibt, wer er ist*. Seine Güte, Barmherzigkeit, Heiligkeit, Souveränität, Standhaftigkeit und Geduld ändern sich nicht.

Was auch immer die Sünde auf Erden anrichten mag, sein Name sei gepriesen. Was auch immer an Trübsal uns bedrängen möge, er bleibt unsere Hoffnung.

Sinn in der Tragödie

Gott antwortete auf Hiobs Klagen nicht mit einer Erklärung, die dessen Fragen zufriedenstellend beantworteten. Er ging nicht auf alle Klagen Hiobs ein. Vielmehr erinnerte Gott Hiob daran, dass er den Himmel und die Erde erschaffen hat, dass er das Wetter beherrscht, das Chaos unterdrückt und jedes Lebewesen regiert. Kurzum, er versicherte Hiob, *wer er ist*.

Auf den ersten Blick frustriert uns diese Reaktion. Seit dem Garten Eden regt sich in uns der tiefe Wunsch, Gottes Wissen für uns zu beanspruchen (1. Mose 3,6). Wir wissen, dass Gott souverän und gut ist, aber unsere sündige Natur überzeugt uns, *dass das nicht ausreiche*. Wir sehnen uns danach, dass unsere Leiden eine Bedeutung haben, die wir sehen und festhalten, umdrehen und überprüfen können. Wir wollen Erklärungen, ein Sichtfenster auf das, was Gott weiß.

Wie aufrichtig unser Hunger nach Antworten auch sein mag, wir verstehen nur selten die Gründe für unser Leiden, weil wir die Dinge Gottes einfach nicht ergründen können. „Denn so viel der Himmel höher ist als die Erde, so sind meine Wege höher als eure Wege und meine Gedanken als eure Gedanken", erklärt der Herr in Jesaja 55,9.

Doch selbst wenn wir das Leiden nicht verstehen, lernen wir von Hiob, *dass es einen Sinn hat*. Im Prolog erfahren wir, dass Hiob zwar keinen Grund für seine Leiden erkennen konnte, dass sie aber den Weg für einen Triumph ebneten, der großartiger war, als er es sich je hätte vorstellen können: den Sieg über den Widersacher.

Satan wandert auf der Erde umher und versucht, die Menschheit zu versklaven und Gott zu untergraben. Im ersten Kapitel des Buches Hiob erschien Satan vor Gott und beschuldigte Hiob eines unaufrichtigen Glaubens. „Strecke jedoch nur einmal deine Hand aus und taste alles an, was er hat, ob er dir nicht ins Angesicht flucht" (Hiob 1,11). Sein Angriff auf Hiob war eine Kampfansage an Gottes Macht und gleichzeitig die Behauptung, dass

Gottes rechtschaffenster Diener eher aus Eigennutz als aus Hingabe gehorche. Wir sehen in dieser Begegnung, dass Hiobs Bedrängnisse, die Gott zuließ, aber aus Barmherzigkeit begrenzte (Hiob 1,12), einem kosmischen Zweck dienten: der Demütigung des Betrügers, der umhergeht „wie ein brüllender Löwe und sucht, wen er verschlingen kann" (1. Petrus 5,8). Als Hiob in seinem Elend standhaft bleibt und dabei an der Heiligkeit des Namens Gottes festhält, können wir uns ausmalen, wie Satan besiegt davonschleicht. Wir lernen von Hiob, dass hinter unserem Leid ein Sinn stehen kann, der mit sterblichen Augen nicht zu erkennen ist.

Am Ende des Buches wendet Gott das Geschick Hiobs wieder; er „vermehrte alles, was Hiob gehabt hatte, auf das Doppelte" (Hiob 42,10) und „segnete das Ende Hiobs mehr als seinen Anfang" (Hiob 42,12). Ebenso verspricht uns Gott zwar keine Leidensfreiheit in diesem Leben, aber durch Christus garantiert er die Wiederherstellung im neuen Himmel und auf der neuen Erde (Offenbarung 21,1-4).

Mein Erlöser lebt

Hiob starb zu früh, als dass er das Kommen des Messias hätte erleben können, dennoch stützte er sich auf Gottes Verheißung der Erlösung durch Christus. Wir sind gesegnet, da wir die ganze Geschichte kennen und im Schatten des Kreuzes stehen, wo die Barriere zwischen dem sündigen Menschen und dem heiligen Gott zerbricht. Wenn wir am Bett eines sterbenden Angehörigen sitzen oder selbst die Qualen einer Krankheit ertragen müssen und das Gute in dem, was uns geißelt, nicht erkennen können, erinnern uns Hiobs Worte an diese herrliche Gnade:

Doch ich weiß: Mein Erlöser lebt; und als der Letzte wird er über dem Staub stehen. Und nachdem man meine Haut so zerschunden hat, werde ich doch aus meinem Fleisch Gott schauen. Ja, ich werde ihn für mich schauen; dann sehen ihn meine Augen, aber nicht als Fremden. (Hiob 19,25-27)

Im Angesicht eines vorzeitigen Todes gibt es keine einfachen Antworten. Keine Verbände können den Schmerz des unwiderruflichen Verlustes bedecken. Solche Wunden dringen zu tief ein. Wir können sie nicht wieder zusammenflicken.

Wir haben keine einfachen Antworten, aber wir haben eine Gewissheit. In Christus hat Gott über den Feind gesiegt, und so werden die Leiden, die uns jetzt bedrängen, nicht ewig andauern. „Denn das schnell vorübergehende Leichte unserer Bedrängnis bewirkt uns ein über die Maßen überreiches, ewiges Gewicht von Herrlichkeit, da wir nicht das Sichtbare anschauen, sondern das Unsichtbare; denn das Sichtbare ist zeitlich, das Unsichtbare aber ewig" (2. Korinther 4,17-18).

Inmitten all der Qualen bleibt Gott der, der er ist. Seine Liebe zu dir bleibt bestehen. Seine Macht und sein Erbarmen hüllen dich ein, auch wenn du ihn nicht sehen kannst. Und sein Name bleibt gepriesen, auch wenn unsägliches Unheil zuschlägt, auch wenn die Sünde die Welt zu verschlingen scheint.

Krankheit schneidet uns entzwei. Sünde reißt uns auseinander. Aber unser Erlöser lebt. Gepriesen sei der Name des Herrn!

8.

Meine Gnade genügt dir

Um dessentwillen habe ich dreimal den Herrn
angerufen, dass er von mir ablasse.
Und er hat zu mir gesagt:
Meine Gnade genügt dir, denn meine Kraft
kommt in Schwachheit zur Vollendung.
2. KORINTHER 12,8–9

Wochenlange Chemotherapie zerfraß ihre Mundschleimhaut und erschütterte ihr Immunsystem. Als sie sich einer stundenlangen Operation unterzog, bei der ihr ein Tumor von der Größe einer Grapefruit aus dem Bauch entfernt werden sollte, sprachen Freunde und Angehörige ein inniges und eindeutiges Gebet: *Heile sie, Herr!* Als sie sich im Krankenhaus mit einem Silikonschlauch in Nase und Rachen erholte, wickelte sie sich in diese Worte ein und legte sie wie eine wärmende Decke um sich.[18]

Als sie nach Hause zurückkehrte, stellte sie fest, dass das Essen seinen Geschmack verloren hatte und der normale Alltag sie erschöpfte. Die Tage vergingen und zehrten an ihren Kräften, und innerhalb weniger Wochen verkümmerten ihre Gliedmaßen,

---

18 Das erste Mal beschrieb ich diese Patientin in „If God Doesn't Heal You", 27. Januar 2018, desiringGod.org, https://www.desiringgod.org/articles/if-god-doesnt-heal-you.

sodass sie aussahen, als gehörten sie zu einem Skelett. Dann las sie eine Zeile im Arztbericht, die von abgestorbenen Zellen im Zentrum des Tumors sprach. Sie freute sich, überzeugt, dass die Chemotherapie den Krebs zerstört hatte, bevor ihr Chirurg überhaupt das Messer an die Haut gesetzt hatte. Obwohl sich ihr Allgemeinzustand zusehends verschlechterte, war der Bericht für sie der Beweis, dass die Heilung, für die sie gebetet hatte, unmittelbar bevorstand.

Aber diese toten Zellen versprachen keine Heilung. Stattdessen deuteten sie auf einen Krebs hin, der so aggressiv war, dass er seine eigene Mitte nicht mehr versorgen konnte. Er war so schnell gewachsen, dass keine Blutgefäße zu seinem Zentrum vordringen konnten.

Monate später kehrte der Krebs nicht nur zurück, sondern breitete sich auch noch aus, verstopfte ihre Lunge und besiedelte an vielen Stellen ihr Gehirn. Als das empfindliche Gleichgewicht ihrer Organsysteme schwankte und zusammenbrach, wurden die Gebete um Heilung immer inbrünstiger, sowohl von ihrer Gemeinde als auch von ihren eigenen Lippen. Ihre Ärzte empfahlen ein Hospiz, aber sie hielt an ihrer Überzeugung fest, dass Gott ihre Krankheit wegschmelzen *müsse,* und bestand auf einer letzten Chemotherapie.

Trotzdem setzte der Krebs seinen Todesmarsch fort. Flüssigkeit füllte ihren Bauchraum und durchtränkte ihre Lunge. In einer schrecklichen Nacht, als die Alarme auf der Intensivstation ihr Klagelied anstimmten, zitterte ihr Herz und blieb stehen.

Ihre Familie taumelte vor Trauer und Schock. Sie hatten ihre Überzeugung geteilt, dass Gott ihren Krebs heilen würde, und konnten das Erlöschen ihres Lebenslichts nicht mit ihren ständigen Bitten um Heilung vereinbaren. Wie konnte Gott ihre Bitten abweisen, wo sie ihm doch so treu waren? Wie sollte ihr Tod die richtige Antwort sein? Hatte Gott überhaupt zugehört? Inmitten ihrer Tränen brodelte ein unausgesprochener Protest: Sie hatten doch immer und immer wieder gebetet. Das hätte nicht passieren dürfen!

Lasst eure Anliegen vor Gott kundwerden

Bitten um Heilung sind auf den Gebetslisten aller Gemeinden sehr häufig zu finden, und das aus gutem Grund. Während seines ganzen Dienstes vollbrachte Jesus wunderbare Heilungen, die den Vater verherrlichen und den Glauben vertieften (Matthäus 4,23; Lukas 4,40). Gott hat den Himmel und die Erde geschaffen und unser Zytoplasma aufgebaut. Sicherlich kann er auch Krebs ausmerzen, unsere Knochen neu ausrichten und die Durchblutung von verdorrenden Körperteilen wiederherstellen. Jesus fordert seine Jünger auf: „Alles, um was ihr auch betet und bittet, glaubt, dass ihr es empfangen habt, und es wird euch werden" (Markus 11,24). Paulus bestätigt: „Der Herr ist nahe. Seid um nichts besorgt, sondern in allem sollen durch Gebet und Flehen mit Danksagung eure Anliegen vor Gott kundwerden" (Philipper 4,5-6). Wenn der Geist uns dazu bewegt, um Heilung zu beten, sei es für uns selbst oder für unsere Nächsten, dann lehrt uns die Bibel, dies mit Inbrunst zu tun.

Doch auch wenn wir unsere Heilung als das höchste Gut ansehen, übersteigt Gottes Weisheit die Grenzen unseres Verstandes (Jesaja 55,8).

Das höchste Ziel des Menschen ist nicht, Schmerzen zu vermeiden oder ein langes Leben zu genießen, sondern, wie der Westminster-Katechismus so elegant zusammenfasst, „Gott zu verherrlichen und sich für immer an ihm zu erfreuen".[19] Gemessen an der Spanne der Ewigkeit ist unsere Beziehung zu Gott viel wertvoller als das vergängliche Wohlbefinden unseres Körpers. Gott kann uns zwar heilen, aber nach seiner göttlichen und souveränen Weisheit ist die körperliche Wiederherstellung vielleicht nicht das höchste Gut.

Um das zu verstehen, bedenke einmal die Worte des Apostels Paulus in seinem zweiten Brief an die Korinther, wo er schreibt, ihm sei „ein Dorn für das Fleisch gegeben" worden. „Um dessentwillen habe ich dreimal den Herrn angerufen, dass er von mir ablasse. Und er hat zu mir gesagt: Meine Gnade genügt dir, denn meine Kraft kommt in Schwachheit zur Vollendung" (2. Korinther 12,7-9). Paulus betet um Linderung, und damit bekräftigt er, dass das Gebet um Heilung gut und richtig ist, so passend wie die Bitte eines Kindes um Hilfe durch seinen Vater. Als aber keine Hilfe kommt, wettert Paulus nicht gegen Gott oder fällt in Verzweiflung. Vielmehr erkennt er Gottes Antwort als ein Mittel, durch das er Paulus zu sich zieht. Sein Schmerz, der „Dorn im Fleisch", betont sein Verlangen nach einem Retter und erinnert ihn daran, dass unser größtes Bedürfnis weder die Befreiung von Schmerzen noch die Heilung unseres Körpers ist, sondern eine erneuerte Beziehung zu Gott. Seine Gnade zeigt sich uns nicht, wenn wir die Welt erobern, sondern wenn wir niedergeschlagen, angeschlagen und verlassen sind und nirgendwo anders hinschauen können als zum Himmel.

---

19 Frage 1 in: *Der kürzere Westminster Katechismus von 1647,* Reformiertes Forum, Übersetzung Kurt Vetterli, MBS Texte 61, 2. Jg. 2005 (Bonn: Martin Bucer Seminar, 2005), S. 4.

Damit ihr glaubt

Die Auferweckung des Lazarus ist ein weiteres anschauliches Beispiel dafür, wie Gott inmitten einer Tragödie wirkt, um uns zu sich zu ziehen. Als Lazarus todkrank wurde, flehten Marta und Maria Jesus an, ihm zu Hilfe zu kommen. Da Jesus während seines Dienstes viele Menschen geheilt und sich um die Massen gekümmert hatte, könnte man erwarten, dass er an die Seite seines kranken Freundes eilt, besonders weil wir erfahren, dass Jesus Lazarus wie einen Bruder liebte (Johannes 11,3).

Doch schockierenderweise *zögerte* Jesus, statt sich aufzumachen und seinen Freund vor dem Tod zu retten. Er wartete weitere zwei Tage und trat seine Reise erst an, als Lazarus bereits gestorben war. Seine Bemerkung auf dem Rückweg muss seine Jünger verwirrt haben; vielleicht empfanden sie sie sogar als gefühllos: „Lazarus ist gestorben; und ich bin froh um euretwillen, dass ich nicht dort war, damit ihr glaubt" (Johannes 11,14-15).

Marta war untröstlich und konnte sein Handeln nicht nachvollziehen: „Herr, wenn du hier gewesen wärest, so wäre mein Bruder nicht gestorben", weinte sie (Johannes 11,21).

Doch genau wie die Leiden Hiobs diente die Verzögerung einem Zweck, den kein Mensch erkennen konnte.

Jesus gesellte sich zu Maria und den anderen am Grab. Er weinte, weil er Lazarus liebte und weil der Tod Risse in alles reißt, was gut, wahr und lieblich ist. Dann befahl er ihnen, den Stein vom Grabeingang wegzurollen – entgegen Martas Einwand, dass Lazarus' Körper bereits begonnen habe zu verwesen. Was dann geschah, ist erstaunlich:

Sie nahmen nun den Stein weg. Jesus aber hob die Augen empor und sprach: Vater, ich danke dir, dass du mich erhört hast. Ich aber wusste, dass du mich allezeit erhörst; doch um der Volksmenge willen, die umhersteht, habe ich es gesagt, damit sie glauben, dass du mich gesandt hast. Und als er dies gesagt hatte, rief er mit lauter Stimme: Lazarus, komm heraus! Und der Verstorbene kam heraus, an Füßen und Händen mit Grabtüchern umwickelt, und sein Gesicht war mit einem Schweißtuch umbunden. Jesus spricht zu ihnen: Macht ihn frei und lasst ihn gehen! (Johannes 11,41-44).

Jetzt erfahren wir den verblüffenden Grund für den Aufschub, die Wahrheit, die für den Göttlichen offensichtlich ist, dem Verständnis der Menschen aber verborgen bleibt: Jesus ließ Lazarus sterben, damit er ihn wiederauferwecken und seine ganze Macht als Sohn Gottes offenbaren konnte. Er zögerte, damit die Trauernden Zeuge dieses Wunders werden, Jesus sehen und glauben würden.

Zunächst schien Jesus Martas und Marias Bitten um Hilfe zu ignorieren – eine Reaktion, die sie verwirrt haben muss und ihnen sogar grausam erschien. Doch im Nachhinein sehen wir, dass seine Verzögerung einem höheren Ziel und einer größeren Herrlichkeit diente, als sie sich jemals hätten vorstellen können. Er rettete Lazarus trotzdem! Und das anfängliche Schweigen Jesu offenbarte die Gerechtigkeit Gottes in einer Art und Weise, die gewaltiger war, als eine einfache Heilung es je gewesen wäre.

Wenn wir uns mit den Anfechtungen herumschlagen, die unseren Körper in diesem Leben heimsuchen, fragen wir uns vielleicht, warum Jesus mit der Errettung zögert. *Gott hat doch die Macht, mich zu heilen,* denken wir. *Warum tut er es also nicht?*

In Johannes 11 erhaschen wir einen Blick auf eine Antwort. Wir tragen Gottes Ebenbild, aber nicht seine Essenz. Wir spiegeln seine Güte wider, wie der Mond das Sonnenlicht, aber wir können die Herrlichkeit nicht aus eigener Kraft ausstrahlen. Wir können seine Gedanken nicht verstehen und seine Wege nicht kopieren. Wenn wir also beten, aber nur Stille hören, bedeutet das nicht, dass er uns ignoriert. Wenn wir ihn bitten zu kommen, und er zögert, hat er uns nicht im Stich gelassen. Vielmehr wirkt Gott in allen Dingen, auch wenn wir nicht wissen, wie, „zum Guten" derer, „die ihn lieben" (Römer 8,28), *damit wir glauben können.*

Betet ihr nun so

Wenn Gott also heilen kann, es aber nicht immer tut, sollen wir dann überhaupt um Linderung von Krankheiten beten, die unseren Körper plagen?

Wir können uns an Jesus selbst orientieren. Im Garten Gethsemane betete Jesus darum, nicht ans Kreuz gehen zu müssen. Er betete nicht mit kühler Gelassenheit, sondern während er auf dem Boden lag, war seine Seele „sehr betrübt, bis zum Tod" (Matthäus 26,38). „Und als er in Angst war", beschreibt Lukas, „betete er heftiger. Es wurde aber sein Schweiß wie große Blutstropfen, die auf die Erde herabfielen" (Lukas 22,44). Seine göttliche Natur stimmte mit dem Willen Gottes überein, aber seine menschliche Natur hatte Angst vor den kommenden Qualen; sein Körper zerschunden und zerfetzt, der ganze Zorn Gottes auf ihn entfesselt.

Bemerkenswerterweise vertraute Jesus – selbst als er darum betete, das bevorstehende Leid nicht erleben zu müssen – immer noch darauf, *wer der Vater ist:* „Mein Vater, wenn es möglich ist, so gehe dieser Kelch an mir vorüber! *Doch nicht wie ich will, sondern wie du willst"* (Matthäus 26,39). Adam, durch den die Sünde zu uns kam, erfreute sich an der Fülle der Segnungen

Gottes, vertraute aber mehr auf seine eigenen Augen als auf die souveräne Güte Gottes. Im Gegensatz dazu fiel Jesus – ein Mann, wie Adam hätte sein sollen – am Vorabend eines Todes, den er nicht verdient hatte, zu Boden, flehte um Rettung, vertraute aber auch von ganzem Herzen, voll und ganz, voller Zuneigung, auf die ewige Liebe und Weisheit des Vaters. Während Adam begehrte, gab Jesus nach. Während Adam auf sich selbst vertraute, vertraute Jesus auf den Vater. Während Adams Rebellion uns zu Sünde und Tod verdammte, befreite uns Jesu Unterordnung für immer vom Tod. „Denn wenn durch die Übertretung des einen der Tod durch den einen geherrscht hat, so werden viel mehr die, welche den Überfluss der Gnade und der Gabe der Gerechtigkeit empfangen, im Leben herrschen durch den einen, Jesus Christus" (Römer 5,17).

Als die Anhänger Jesu ihn nach Luft ringend am Kreuz sahen und der blanke Horror ihre Herzen erfüllte, müssen sie angenommen haben, dass Gott die Gebete ihres Lehrers um Rettung ignoriert hatte. Warum griff der Vater nicht ein? Als Jesus schrie: „Mein Gott, mein Gott, warum hast du mich verlassen?" (Matthäus 27,46), muss der Kummer sie zu Boden gerissen haben. Am Fuß des Kreuzes konnten sie nur den Tod sehen, nur das ganze Ausmaß des Bösen. Der Lohn der Sünde grub seine Krallen in ihren geliebten Meister, den einzigen Menschen, der von einer Frau geboren worden war und doch nie gesündigt hatte. Wie konnte das der Wille Gottes sein?

Wie auch wir hatten sie nicht die Sicht Gottes. Jesus betete um Erlösung von Gottes Zorn. Er betete, dass sein Leben verschont bleiben möge. Aber er betete auch darum, dass Gottes Wille geschehe. Dieser Wille, so unverständlich für diejenigen, die den Himmel schwarz werden und das Blut Jesu fließen sahen, vermittelte uns das größte Geschenk der Barmherzigkeit, das die Welt je gekannt hat.

In drei Tagen würde das Grab leer und der Stein weggewälzt sein. Der auferstandene Herr würde sie grüßen, mit ihnen speisen und sie wieder umarmen (Lukas 24,40-42). Sie würden die Wundmale an seinen Händen berühren und sich darüber freuen, dass durch das Opfer und die Auferstehung Jesu der Tod selbst überwunden worden war.

Heilung nur von Christus

Gott hat die Gebete meiner Patientin nicht so erhört, wie sie es erwartet hätte. Er entfernte ihren Krebs nicht und befahl den Zellen nicht, ihre Vermehrung zu stoppen, indem er ihnen wie dem Meer sagte, es sollte bis hierherkommen und nicht weiter (vgl. Hiob 38,11).

Aber Gott hat sie *dennoch* geheilt. Als Jüngerin Christi war ihr Ende auf Erden noch lange nicht *das* Ende. Der Krebs blieb in ihrem irdischen Körper, aber durch Christus vollbrachte Gott etwas weit Größeres als körperliche Heilung: Er nahm sie als seine Tochter an (Epheser 1,5-6; 2. Korinther 6,18). Er trug sie in das Reich seiner Liebe für alle Ewigkeit. Durch das Blut seines einzigen Sohnes gab er alles, um sie neu zu machen.

Gott erhört Gebete nicht immer so, wie wir es erwarten. Solche Erfahrungen verwirren und verletzen uns. Wie Marta und Maria, als sie die Straße entlangblickten und auf ihren Erlöser warteten, fragen wir nach dem Warum, und die Frage wühlt unser Herz auf.

Gott sei Dank versichert uns die Heilige Schrift, dass wir auch dann, wenn Antworten ausbleiben, auf den vollkommenen Willen des Vaters vertrauen können. So wie Jesus gebetet hat: „Dein

Wille geschehe", so können auch wir darauf vertrauen, dass Gott alles zu unserem Guten wirkt, wenn auch auf eine Weise, die wir erst verstehen werden, wenn wir in seine Herrlichkeit eingehen. Obwohl wir vielleicht nicht sehen, wie es geschieht, naht er sich uns, wenn wir zerbrochenen Herzens sind (Psalm 34,19). Wenn sich der Dorn in das Fleisch gräbt, ist seine Gnade ausreichend, und seine Kraft wird in der Schwachheit vollkommen.

9.
Ein gnädiger und barmherziger Gott

Denn ich wusste, dass du
ein gnädiger und barmherziger Gott bist,
langsam zum Zorn und groß an Güte.
JONA 4,2

Ich werde nie den ersten Patienten vergessen, den ich im Stich gelassen habe.[20]

Er stöhnte bei der leichtesten Berührung seines Unterleibs, der sich unter meinen Fingern wie ein Stein anfühlte. „Stopp!", knurrte er. Für einen kurzen Augenblick traf der Blick seiner glasigen Augen den meinen und blitzte voller Verachtung auf.

Ich trat zurück und stammelte eine Entschuldigung. Als naive Medizinstudentin wollte ich unheimlich gerne helfen, war aber nicht willens, meine Grenzen zu überschreiten. Am Ende meiner Schicht in der Notaufnahme murmelte ich einen unzusammenhängenden Bericht für meinen betreuenden Arzt und huschte dann aus dem Krankenhaus.

---

20 Aus meinem Artikel „The Only Freedom from Remorse", 24. Mai 2018, desiringGod.org, https://www.desiringgod.org/articles/the-only-freedom-from-remorse.

Während meines chirurgischen Praktikums ein paar Monate später zeigte mir ein Assistenzarzt, wie ich einen Patienten mit einer Darmperforation untersuchen sollte. Als sein von der Infektion angespannter Bauch unter meinen Fingern nicht nachgab, kam die Erinnerung an den Mann in der Notaufnahme zurück und ließ mich erstarren.

Ich hatte eine Bauchfellentzündung übersehen.

Eine Katastrophe im Bauchraum schockiert die Bauchmuskeln, die daraufhin zu einer starren Wand werden. Als ich mich an den Patienten in der Notaufnahme erinnerte, wurde mir klar, dass ich eine Infektion übersehen hatte, die sich wie ein schlammiger Fluss zwischen seinen inneren Organen ausgebreitet und jede Sekunde Bakterien in seinen Blutkreislauf gespült hatte. Ohne Antibiotika und ohne die oft notwendige Notoperation entwickeln Patienten mit Peritonitis eine lebensbedrohliche Sepsis.

In meiner Unwissenheit hatte ich jemanden in meiner Obhut in Gefahr gebracht.

Nie wieder, schwor ich mir daraufhin. Aus Verzweiflung und um nicht noch einmal einen Fehler zu begehen, habe ich noch Jahre später geradezu manisch alle Laborwerte immer und immer wieder gegengeprüft. Manchmal bin ich mitten in der Nacht aufgewacht und habe dann zu Hause Krankenakten überprüft. Ich prüfte und überprüfte jede Anordnung, jedes Laborergebnis, jede Drehung einer Klemme im Operationssaal.

Doch meine Zwanghaftigkeit konnte mich nicht erlösen. Egal, wie viele Menschen ich nach Hause zu ihren Familien zurückbrachte, ich war nie in der Lage, die Schandmale meines Versagens wegzuwischen: die Hautnähte, die nicht hielten, die Blutungen, die ich nicht stoppen konnte, die Infektionen, die sich in Wunden ausbreiteten, die ich verbunden hatte. Der Teenager, der in der Notaufnahme schrie: „Helft mir!", bevor er mit seinem Herz in meinen Händen starb. Das Mädchen, das schrie: „Sie tun mir weh!", bevor ein Eingriff, den ich überwachte, furchtbar schiefging. Ich wachte nachts auf, diese Schreie aus meinen Träumen noch im Ohr, und schnappte nach Luft. *Herr, bitte vergib mir*, flüsterte ich, immer und immer wieder.

Alles meine Schuld

Dass ich spätnachts wach lag, ist nichts Ungewöhnliches. Im Krankenhaus, wo viel auf dem Spiel steht und die Folgen gravierend sind, sind Schuldgefühle und Gewissensbisse an der Tagesordnung.

Ich erinnere mich an die Mutter eines sterbenden Teenagers. Als die Haut des Mädchens senffarben angelaufen war, massierte die Mutter ihre Hände mit nach Jasmin duftender Lotion. Als ihre Blicke, die Augen leer und blutunterlaufen, im Delirium im Zimmer umherirrten, tapezierte ihre Mutter die Wände mit Fotos, um sie beide daran zu erinnern, was wichtig war.

An dem Tag, an dem dieses arme Mädchen starb, kletterte ihre Mutter zu ihr ins Krankenhausbett. Sie schlang ihre Arme um sie und hüllte ihre Tochter in dieselbe Wärme ein, die sie in ihren ersten Momenten auf Erden erfahren hatte. Während wir auf der Intensivstation hilflos danebenstanden, konnten wir nur ihre Trauer miterleben. Wir gaben jeden Anschein von Professionalität auf und weinten mit ihr.

Am Tag vor dieser zärtlichen Szene war die Mutter in einen Stuhl zusammengesunken und hatte den Kopf in die Hände gestützt. „Ich flehe Gott immer wieder an, mir das Herz herauszureißen, damit es nicht zerbricht", sagte sie. „Aber ich weiß nicht einmal mehr, ob er mir zuhört." Ich legte ihr eine Hand auf die Schulter und spürte, wie sie zitterte. „Meine Familie sagt, dass ihr das passiert ist, weil ich nicht mehr in den Gottesdienst gegangen bin", wisperte sie kaum hörbar. „Sie sagen, Gott straft mich. *Was, wenn das alles meine Schuld ist?"*

Wenn die Schuldgefühle überhandnehmen

Die Chancen stehen gut, dass auch du schon tiefe Schuldgefühle erlebt hast. Der Lohn der Sünde ist der Tod (Römer 6,23), und im Krankenhaus schuften wir, um Menschen davor zu bewahren. Vielleicht bist du ein Angehöriger, der sich um einen Sterbenden kümmert. Ringst du mit Zweifeln, während du eine gezeichnete Hand streichelst? Fragst du dich, ob du die richtige Entscheidung für die Pflege eines geliebten Menschen getroffen hast? Brechen Erinnerungen durch die Sterilität des Raumes und verfolgen dich mit Worten, die du hättest sagen sollen? Worte, die du *nicht* hättest sagen sollen?

Vielleicht liegst du in einem Krankenhausbett und starrst an eine vergilbte Zimmerdecke. Welche Sorgen verfolgen dich? Während du an der Schwelle des Todes stehst, blickst du dann zurück und ziehst eine Grimasse wegen der Ereignisse, die dich zu diesem Punkt geführt haben? Bereust du Gespräche, Handlungen oder die Art, wie du einen geliebten Menschen angesehen hast?

Wenn du in einem Krankenhaus arbeitest, klemmen wahrscheinlich Schuldgefühle dein Herz wie in einem Schraubstock ein. Die Gefahr, Menschen versehentlich zu verletzen, verfolgt dich innerlich. Du übernimmst die persönliche Verantwortung für das Steigen und Fallen jedes Wertes, und doch sterben Patienten trotz aller Technik, Zweckmäßigkeit und fein abgestimmter Protokolle. Wenn du einen Patienten verlierst, denkst du an deine unzureichenden Bücher, deine Hände, die nicht retten konnten – und du verzweifelst. Du rezitierst monoton deinen Bericht, während das erdrückende Gewicht deiner Sünde auf dir lastet. Es ist kein Wunder, dass die Selbstmordrate von Ärzten doppelt so hoch ist wie die der Allgemeinbevölkerung.[21]

Schuld erdrückt uns so sehr, weil wir uns diesseits des Sündenfalls nicht selbst erlösen können. Wie Paulus in Römer 7,19 schreibt: „Denn das Gute, das ich will, übe ich nicht aus, sondern das Böse, das ich nicht will, das tue ich."

Dieses Problem unserer sündigen Natur wird im Krankenhaus besonders deutlich, wo es viel Leid und Tragödien gibt, aber nur wenige die Sprache der Versöhnung beherrschen. Wir werden Zeugen des Bösen, kuschen vor unserer Schuld und suchen auf den Fluren nach Vergebung, finden aber nur weiße Kittel, Monitore und weitere Fragen im Dunkeln. Wir betrachten unsere Hände, schrubben sie sauber und können unsere Fehler doch nicht abwaschen. Unfähig, unsere eigene Erlösung zu erarbeiten, tragen wir die Schuld aus eigener Kraft.

Doch unser Vater ist „barmherzig und gnädig ..., langsam zum Zorn und groß an Gnade" (Psalm 103,8). Während wir unter der Last unserer Schuld seufzen, können wir uns doch darüber freuen, dass Christus alle Übertretungen von uns wegnimmt, so weit nämlich, wie der Osten vom Westen entfernt ist (Psalm 103,12).

Gott ist heilig. Aber er lässt Schuld „keineswegs ungestraft" (2. Mose 34,7). Er ist gerecht, vollkommen, und bei ihm darf ein Böser nicht weilen (Psalm 5,5).

---

21 Omotola T'Sarumi, Anwar Ashraf, and Deepika Tanwar, „Physician Suicide: A Silent Epidemic", *Annual Meeting of the American Psychiatric Association (APA)*, (New York: 2018), S. 1–227.

Doch Gott ist auch barmherzig. Und in seiner Barmherzigkeit gilt: Wenn wir den Glauben an seinen Sohn bekennen und unsere Sünden bekennen, „ist er treu und gerecht, dass er uns die Sünden vergibt und uns reinigt von jeder Ungerechtigkeit" (1. Johannes 1,9).

Ein gnädiger und barmherziger Gott

Das Buch Jona ist eine spektakuläre Offenbarung der Barmherzigkeit Gottes. Ich liebe es, mit jungen Erwachsenen über Jona zu reden, die nach einer mageren und kitschigen Diät von Kinderbibelbildchen überrascht sind zu erfahren, dass es in dieser Geschichte so viel mehr gibt als einen großen Fisch. Wenn wir mit reifen Augen in den Text eintauchen, erkennen wir auf allen Seiten die Barmherzigkeit Gottes – gegenüber Jona, gegenüber den Matrosen, gegenüber den Niniviten, gegenüber *uns*.

Unter den Propheten der Bibel war Jona ein ungehorsamer Ausreißer. Gott beauftragte ihn, den Menschen das Wort zu verkünden, zu ihrem Heil und zur Ehre des Herrn. Gehorsam gegenüber Gott hätte eine Selbstverständlichkeit sein müssen. Doch als der Herr Jona aufforderte, den Menschen in Ninive, einem feindlichen Volk, Umkehr zu predigen, lief er vor Gott davon. Er floh nach Tarsis, das 4000 Kilometer entfernt auf der anderen Seite des Mittelmeers liegt, genau in der *entgegengesetzten* Richtung von Ninive.

Das war völliger Blödsinn. Als Prophet war Jona sicher gut mit dem Gesetz und den Psalmen vertraut, die alle klar lehren, dass sich niemand vor Gott verstecken kann: „Wohin sollte ich gehen vor deinem Geist, wohin fliehen vor deinem Angesicht? Stiege ich zum Himmel hinauf, so bist du da. Bettete ich mich in dem Scheol, siehe, du bist da" (Psalm 139,7-8).

Jonas Problem war, wie es so oft der Fall ist, Ungehorsam. In 2. Könige 14 erfahren wir, dass Jona ein Patriot war, der eine Schlüsselrolle bei der Expansion von Israels Gebiet spielte (2. Könige 14,25). Auf dem Schiff nach Tarsis identifizierte er sich in erster Linie über seine Herkunft und erst in zweiter Linie über seine Beziehung zu Gott: „Ich bin ein Hebräer, und ich fürchte den HERRN, den Gott des Himmels, der das Meer und das trockene Land gemacht hat" (Jona 1,9). Mit vor Nationalstolz geschwollener Brust floh Jona vor Gott, weil er beschlossen hatte, dass die Niniviten keine Chance zur Umkehr verdienten. Er liebte die Rache mehr als Gottes Weisheit und Barmherzigkeit.

Die Menschen von Ninive waren ein brutales Volk, das Kriegsgefangene folterte und versklavte. Jona hatte recht: Sie *verdienten* keine Vergebung. Aber – *Jona verdiente sie auch nicht.* Sein dreister Trotz brachte ihn direkt unter Gottes Zorn. Im weiteren Verlauf der Geschichte sehen wir, dass Gott diesen *beiden* unverdienten Parteien Gnade gewährte.

Gott schickte einen Sturm, um Jonas Flucht zu vereiteln. Doch statt Buße zu tun, versteckte sich Jona unter Deck und schlief ein, wodurch er das Leben der gesamten Mannschaft gefährdete. Der Text sagt uns, dass inmitten des Sturms „das Schiff zu zerbrechen drohte" (Jona 1,4). Es *drohte* zu zerbrechen, zerbrach aber nicht. Gott befahl dem Sturm, das Schiff aufzuhalten, es aber nicht zu zerstören. Aus Barmherzigkeit.

Als Jona über Bord geworfen wurde, hörten die Meere auf zu schäumen. Die wütenden Winde legten sich, und Gott verschonte das Leben aller an Bord. Wiederum aus Barmherzigkeit.

Jona trieb in den endlosen Wassern. Er war vor Gott geflohen und hatte seinen Schöpfer vom rechtmäßigen Ehrenplatz in seinem Herzen vertrieben. Wegen seiner Rebellion verdiente Jona es, in ein nasses Grab zu sinken.

Aber Gott sah Jona und hatte Erbarmen mit ihm. Er bestellte einen Fisch, der ihn verschlang und nach drei Tagen wieder auf das trockene Land zurückwarf, so wie der Vater nach drei Tagen den Sohn aus dem Grab auferweckte, ihm das Leben zurückgab und uns alle rettete (Matthäus 12,38-41).

Dennoch ging die Flut der Barmherzigkeit weiter. Gott wiederholte seinen Befehl an Jona, und dieses Mal gehorchte der Prophet widerwillig. Jona rechnete mit drei Tagen des Predigens, aber nach nur einem Tag befahl der König von Ninive seinem ganzen Volk, Buße zu tun. Als Reaktion darauf erwies Gott ihnen Barmherzigkeit: „Und Gott sah ihre Taten, dass sie von ihrem bösen Weg umkehrten. Und Gott ließ sich das Unheil gereuen, das er ihnen zu tun angesagt hatte, und er tat es nicht" (Jona 3,10).

Wenn das Buch Jona hier geendet hätte, als nämlich die Bewohner von Ninive Buße taten, wäre die Geschichte hübsch ordentlich zu Ende gegangen. Alles schien wieder in Ordnung gebracht zu sein. Aber es folgt ein Dialog, der Gottes überreiches Mitgefühl hervorhebt im Gegensatz zu unserer eigenen Tendenz zur Rachsucht.

Gott hatte seine Barmherzigkeit wie Wasser ausgegossen, aber Jona schien das nicht bemerkt zu haben. Stattdessen bekam er einen Wutanfall. Verbittert über Ninives Rettung stieg er zu einem Aussichtspunkt hoch und wartete auf die Strafe, von der er überzeugt war, dass die Stadt sie verdiente.

In einem *weiteren* Akt der Gnade ließ Gott eine Pflanze wachsen, um Jona vor der sengenden Hitze zu schützen. Wiederum missachtete Jona Gottes Gnade und reagierte mit Wut, als das

Gewächs am nächsten Tag verwelkt war: „Mit Recht bin ich zornig bis zum Tod!" (Jona 4,9).

Gottes Antwort an Jona überrascht:

Und der HERR sprach: Du bist betrübt wegen des Rizinus, um den du dich nicht gemüht und den du nicht großgezogen hast, der als Sohn einer Nacht entstand und als Sohn einer Nacht zugrunde ging. Und ich, ich sollte nicht betrübt sein wegen der großen Stadt Ninive, in der mehr als 120 000 Menschen sind, die nicht unterscheiden können zwischen ihrer Rechten und ihrer Linken, und eine Menge Vieh? (Jona 4,10-11).

Mit dieser Frage schließt das Kapitel ab, ohne dass sie beantwortet wird. Gottes Worte hängen in der Luft, unbeantwortet, bedrängend, weil Gott sie nicht nur Jona stellt, sondern auch uns. Sollte Gott sich nicht um seine Schöpfung kümmern?

Wissen wir nicht, wer er ist?

Gott offenbart Jona und uns, dass er sich seiner ganzen Schöpfung annimmt, von den Rizinussträuchern, die am Abend verwelken, bis zu den Menschen und Tieren, die in den befestigten Städten gedeihen. Wie ein Vater seine Kinder versorgt, so liebt unser Vater uns und sehnt sich danach, dass wir zu ihm zurückkehren, „da er nicht will, dass irgendwelche verloren gehen, sondern dass alle zur Buße kommen" (2. Petrus 3,9). Wenn wir in unserer Sünde straucheln – sei es in Stürmen, die wir selbst verursacht haben, oder in Stürmen, die uns aufgezwungen wurden –, rettet er uns in seiner Barmherzigkeit ans trockene Land und führt uns zurück in seine liebende Umarmung.

Gott ist heilig, aber auch barmherzig. Und er ist auch begierig darauf, uns zu vergeben.

Gott bestimmte Jona dazu, die Bewohner Ninives zu retten, und einen Fisch dazu, Jona zu retten. Und so hat er auch seinen einzigen Sohn, den er liebte, dazu bestimmt, drei Tage lang im Bauch der Erde zu liegen, um dich und mich von unseren Sünden zu erlösen und uns für immer in seine herrliche Gegenwart zu holen. Unsere Verfehlungen geißeln uns mit Schuldgefühlen und entstellen unsere Hände. Unsere Übertretungen verdammen uns. Doch durch das Kreuz entfernt er die schmutzigen Lumpen, mit denen wir unsere Schuld bedecken. Er wäscht uns rein und bekleidet uns mit Christus (Jesaja 64,5; Galater 3,26-27). Er trägt uns durch den Sturm, beschützt uns und ruft uns nach Hause zu ihm.

Du hast mein Leben aus der Grube gerettet

Wenn Erinnerungen an Fehler, die du gemacht hast, an Menschen, die du verletzt hast, und an Leben, die du mit Worten, Skalpell oder Spritze beschädigt hast, dich mit Schuldgefühlen überfluten, erinnere dich an Jona, der im Meer zappelte.

Wenn sich die Augen eines geliebten Menschen schließen, bevor du alles gesagt hast, was du sagen musstest, und wenn Gewissensbisse in dir pochen, erinnere dich daran, wie Gott die tobenden Wellen von Jonas Schiff zurückhielt.

Wenn du in der sterilen Dunkelheit das steife Krankenhauslaken unter dir spürst und Gewissensbisse dir den Schlaf rauben, erinnere dich daran, wie Gott sogar den brutalen Bewohnern Ninives vergab, als sie Buße taten. Erinnere dich an Jonas Gebet, während er in der Finsternis des Fisches gefangen war:

Wasser umfing mich bis an die Seele, die Tiefe umschloss mich, Seetang schlang sich um mein Haupt. Zu den Gründen der Berge sank ich hinab. Der Erde Riegel waren hinter mir auf ewig geschlossen. Da führtest du mein Leben aus der Grube herauf, HERR, mein Gott. (Jona 2,6-7)

Vor allem aber, wenn sich die Flecken an deinen Händen nicht wegschrubben lassen und du unter der Last deiner Sünden leidest, erinnere dich an das Zeichen des Jona: „Denn wie Jona drei Tage und drei Nächte in dem Bauch des großen Fisches war, so wird der Sohn des Menschen drei Tage und drei Nächte im Herzen der Erde sein ... und siehe, mehr als Jona ist hier" (Matthäus 12,40-41).

Die Sünde stößt uns in eine Grube, aus der wir nicht entkommen können. Schuld verschlingt uns völlig. Aber Gott lässt uns in diesen Tiefen nicht im Stich. In Christus hat er „uns gerettet aus der Macht der Finsternis und versetzt in das Reich des Sohnes seiner Liebe. In ihm haben wir die Erlösung, die Vergebung der Sünden" (Kolosser 1,13-14). Wir haben einen gnädigen Gott, der barmherzig ist. Und in Christus ist uns vergeben.

10.

Leben und Odem

... da er selbst allen Leben und Odem
und alles gibt.
A<small>POSTELGESCHICHTE</small> 17,25

Im Garten Eden

Die Geschichte der Menschheit begann mit dem Hauch eines Atems.

Am Anfang wälzte Gott das Wasser auf der Erde zurück, meißelte die hohen Berge und brachte die Pflanzen zum Blühen. Er warf die Vögel wie eine Handvoll Edelsteine in den Himmel.

Dann betrachtete er alles Gemachte und schuf die Krönung seiner Schöpfung: „Da bildete der HERR, Gott, den Menschen aus Staub vom Erdboden und hauchte in seine Nase Atem des Lebens; so wurde der Mensch eine lebende Seele" (1. Mose 2,7).

Einmal von Gottes Atem durchdrungen, wurde Adam die Aufgabe übertragen, das Geschaffene zu verwalten – alles, was kroch und krabbelte, jedes Flügelflattern, jedes sich kräuselnde Blatt. Er sollte als ein geliebter Freund mit Gott in der Kühle des Tages Zeit verbringen. Nach Gottes Ebenbild erschaffen, sollten seine Nachkommen die Erde mit dem Echo seiner Güte, Majestät und unerschütterlicher Liebe bevölkern.

Alles mit dem Hauch seines Atems.

Im Kreißsaal

Auch unsere persönlichen Geschichten beginnen mit einem Atemzug.

Während wir uns im Mutterleib befinden, ruht unsere Lunge noch. Das Herz setzt sich schon Monate vor der Geburt in Bewegung. Vor dem Ablauf von sechs Monaten beherbergt unser Gehirn bereits *Milliarden* von Neuronen, die sich schnell miteinander verweben.[22] Doch obwohl schon Blut durch unsere Lungen strömt, hängen sie schlaff in unserem Brustkorb, die Lufträume sind noch mit Flüssigkeit gefüllt.

Erst wenn wir rot und verquollen an die Luft kommen, nehmen unsere Lungen ihren Dienst auf. Wir schnappen nach Luft, vielleicht ausgelöst durch den Schock des Lichts und der Kälte, vielleicht durch das energische Reiben der Hand eines Arztes. Unsere Lungen blähen sich auf, und dieser erste Atemzug *verändert* unser Kreislaufsystem. Die Arterien weiten sich, um Blut einzulassen, und ein Loch in den oberen Herzkammern schließt sich. Mit einem Atemzug wechseln wir aus einem isolierten, wässrigen Reich in die Welt, die Gott uns anvertraut hat. Unsere Eltern weinen vor Freude und Erleichterung, sobald wir unsere Ankunft mit einem gurgelnden Schrei verkünden: „Ich bin da. Ich bin nach Gottes Ebenbild geschaffen, und ich bin geliebt."

In der Welt

Gott hat uns so geschaffen, dass wir bis zu 16-mal pro Minute atmen – 960-mal pro Stunde, 23 040-mal pro Tag, 8 409 600-mal pro Jahr – ohne bewusste Anstrengung. Während wir mit der

---

22 Marion I. van den Heuvel und Moriah E. Thomason, „Functional Connectivity of the Human Brain *in Utero*", *Trends in Cognitive Science 20*, Nr. 12 (2016), S. 931–939.

Zubereitung des Abendessens oder mit dem Haushaltsgeld beschäftigt sind oder mit den Kindern Fußball spielen, misst unser Atemzentrum tief im Hirnstamm den Kohlendioxidgehalt in unserem Blut und löst einen Atemzug aus, wenn der Wert steigt. Dieses Atemzentrum signalisiert dann unserem Zwerchfell, einer großen Muskelpartie, die den Brustkorb vom Bauchraum trennt, sich zu senken. Unsere Rippen schwingen nach außen, und wir atmen in einer einzigen fließenden Bewegung ein.

Wenn sich unsere Lungen ausdehnen, steigt der Druck in unseren Atemwegen, bis sich der Fluss verlangsamt und schließlich stoppt. Aus Millionen von Kapillaren, die nur so dick wie eine einzige Zelle sind, wird Kohlendioxid heraus- und Sauerstoff hineindiffundiert. Dann entspannen sich unsere Brustwand und das Zwerchfell, so wie sich ein Gummiband nach dem Dehnen wieder in seine ursprüngliche Form zurückzieht. Die kohlendioxidreiche Luft strömt durch unsere Atemwege zurück nach draußen. Während wir unsere Kinder ins Auto stapeln, wiederholt sich der Prozess von vorne, ohne dass wir den Befehl dazu gegeben hätten.

Die meiste Zeit unseres Lebens atmen wir unbewusst, obwohl bestimmte Momente unser Bewusstsein für die Atmung schärfen können. An einem klaren Herbstmorgen, wenn sich die Luft frisch und belebend anfühlt, atmen wir tief ein. Wenn wir unter Stress stehen, konzentrieren wir uns auf das Heben und Senken unseres Brustkorbs, um wieder zur Ruhe zu kommen. Wir spitzen die Lippen und beschleunigen unsere Atmung, wenn wir joggen. Wir kontrollieren die Atmung, um Loblieder zu singen, und wir atmen tiefer ein, um die Kerzen auf einem Kuchen auszupusten.

An den meisten Tagen jedoch geschieht die für unsere Zellen lebenswichtige Ebbe und Flut der Luft in unserem Brustkorb ohne unser Zutun. Gott hat uns so entworfen, dass wir automatisch atmen. Er kümmert sich um das Management unserer Atmung, damit wir uns auf die Arbeit konzentrieren können, die er für uns bereitgestellt hat (Epheser 2,10).

Im Krankenhaus

Doch unsere Atmung erfordert dann unsere volle Aufmerksamkeit, wenn sie nicht richtig funktioniert. In solchen Fällen rückt der Prozess, der normalerweise im Hintergrund abläuft, in den Mittelpunkt. Wenn wir nicht atmen können, ist auch alles andere unmöglich.

Vielleicht hast du diesen Albtraum schon bei einem Asthmaanfall erlebt, wenn jeder Atemzug in einem Röcheln endet. Oder vielleicht hast du gefühlt, wie sich dein Brustkorb während einer allergischen Reaktion zusammenzog und sich Ärzte und Krankenschwestern um dich drängten, um dir zu helfen. Wenn du schon mal mit einer Lungenentzündung zu kämpfen hattest, weißt du, wie sich der Schmerz in deinen Rippen mit jedem Atemzug verstärkt und die Infektion unter deinem Brustbein rasselt. Vielleicht hast du nach einer zermürbenden Krankheit das Elend einer Flüssigkeitsansammlung in der Lunge erlebt. Wenn du schon mal Flüssigkeit in der Lunge hattest, dann weißt du, wie es sich anfühlt: Egal, wie tief man einatmet, es scheint immer nicht genug zu sein. Du hast sogar die Halsmuskeln angespannt, um zu atmen, aber dieser Luftzug ist nie ausreichend.

Krankenhausmaßnahmen bringen in solchen Momenten willkommene Erleichterung. Man spürt den kühlen Sauerstoffstrom durch die Kanüle in den Nasenlöchern, und der verkrampfte Körper lockert sich wie eine sich entspannende Feder. Eine Maske bedeckt das Gesicht, Nebel trübt die Augen, und die

Fäuste lösen sich. Die Panik lässt nach. Du blinzelst, um die Tränen zu verdrängen, und dankst dann Gott, dass du wieder atmen kannst.

Doch selbst diese lebenswichtigen, lebensrettenden Gaben sind ein mickriger Ersatz für Gottes Design. Ein Beatmungsgerät macht aus dem sanften Rhythmus der Atmung eine erzwungene Routine. Es arbeitet mit Überdruck, das heißt, es saugt die Luft nicht sanft in die Lunge, sondern *drückt* sie hinein. Ein Computer steuert die Luftpumpe und schlägt Alarm, wenn Luft aus der Maske entweicht oder der Druck in den Atemwegen zu hoch wird. An einem Beatmungsgerät wechselt unsere Atmung aus dem Reich des Unbewussten in das Reich der Elektrokabel und digitalen Konsolen.

Selbst wenn wir kein Beatmungsgerät benötigen, kann die plötzliche Abhängigkeit von zusätzlichem Sauerstoff Angst auslösen. Die uns umgebende Luft, die die ganze Erde bedeckt und ernährt, reicht für unsere Versorgung plötzlich nicht mehr aus. Wo wir uns früher frei bewegen konnten, können wir jetzt nur noch hin, wenn wir genügend Liter Sauerstoff in Flaschen mitnehmen. Schläuche binden uns an eine Welt der Krankheit.

Vor dem Himmel

Wenn du einen Blick auf den Schlauch wirfst oder dir die Maske wieder umschnallst oder gegen die Angst ankämpfst, die aufsteigt, sobald sich dein Atem verkrampft, gilt eine Wahrheit doch weiterhin: Du bleibst in Gottes Hand.

Gott hauchte dir Leben ein, als du im Bauch deiner Mutter schliefst. Er entlockte dir den ersten Atemzug, als du als Säugling ins Licht gepresst wurdest. Selbst jetzt, wenn du dich abmühst und betest, füllt er deine erschöpften Lungen mit Luft.

Als er in der Apostelgeschichte den Athenern das Evangelium verkündete, sagte Paulus: „Der Gott, der die Welt gemacht hat und alles, was darin ist, er, der Herr des Himmels und der Erde, wohnt nicht in Tempeln, die mit Händen gemacht sind, auch wird er nicht von Menschenhänden bedient, als wenn er noch etwas nötig hätte, da er selbst allen Leben und *Odem* und alles gibt!" (Apostelgeschichte 17,24-25). Diese Worte spiegeln eine Aussage Jesajas wider, der bestätigt, dass der HERR derjenige ist, „der die Erde ausbreitete und was ihr entsprosst, der dem Volk auf ihr den *Atem* gab und den *Lebenshauch* denen, die auf ihr gehen" (Jesaja 42,5). Auch Hiob ist sich bewusst, wem er die Fähigkeit zum Atmen verdankt: „In seiner Hand ist die Seele alles Lebendigen und der *Lebensatem* alles menschlichen Fleisches" (Hiob 12,10).

Die Sünde behindert unsere Atmung, aber sie kann die Wahrheit nicht auslöschen, dass selbst unser Atem ein Geschenk Gottes ist. Er hat dir den Atem eingeflößt, damit du, sein Ebenbild, ihn erkennst, dich an ihm erfreust und ihn verherrlichst. Auch wenn deine Atmung durch Krankheit behindert wird, ist jeder Lufthauch ein Geschenk von ihm.

Irgendwann wird unser letzter Atemzug entweichen und sich verflüchtigen. Unsere Körper werden vergehen, und die Arbeit unserer Hände wird verwehen. Doch auch wenn der Tod uns vorübergehend für sich beansprucht, hat Gottes Liebe zu uns über den Tod gesiegt und währt ewig:

Der Mensch – wie Gras sind seine Tage, wie die Blume des Feldes, so blüht er. Denn fährt ein Wind darüber, so ist sie nicht mehr, und ihr Ort kennt sie nicht mehr. Die Gnade des HERRN aber währt von Ewigkeit zu Ewigkeit über denen, die ihn fürchten. (Psalm 103,15-17)

Der Atem des Lebens

Wie können wir uns dieser unerschütterlichen Liebe sicher sein? Wenn unsere Brust schmerzt und der einfache Akt des Atmens zur Qual wird, wie können wir dann wissen, dass Gott uns immer noch in seinen Händen hält? Wie können wir das glauben?

Die Antwort liegt am Fuße des Kreuzes.

Als die Sünde uns zu ersticken drohte, fing Gottes Sohn an, wie ein Mensch zu atmen. Er hat sich herabgelassen, wurde einer von uns, jemand aus Fleisch und Blut. Für uns gab er sein Leben, seinen Atem und alles auf: „Der Vorhang des Tempels aber riss mitten entzwei. Und Jesus rief mit lauter Stimme und sprach: Vater, in deine Hände übergebe ich meinen Geist! Und als er dies gesagt hatte, verschied er" (Lukas 23,45-46).

Gott liebt dich so sehr, dass er seinen Sohn gab, der die gleichen Atemprobleme und Schmerzen ertragen musste, die dich plagen. Wenn sich deine Brust verkrampft, erinnere dich daran, dass auch Christus das erlebte. Wenn die Sauerstoffschläuche dich ans Bett fesseln, *denke daran, dass er seinen letzten Atemzug gab, damit du ewiges Leben bekommst.* Denke daran, dass dir auch jetzt der Herr und Spender des Lebens neues Leben einhaucht, um dich für den neuen Himmel und die neue Erde zu veredeln.

Denke daran, dass derselbe Herr dir wieder den Atem des Lebens einflößen wird, wenn dein Atmen schließlich aufhört – nicht auf Lebenszeit, sondern für alle Ewigkeit.

Himmlischer Vater, deiner Gnade verdanken wir jeden Atemzug unserer Lunge, ob mühelos oder angestrengt. Hilf uns, daran zu denken, dass, auch wenn wir nach Luft ringen, du uns durch den Heiligen Geist neues Leben einhauchst und uns ewiges Leben durch Christus verheißt. Hilf uns, auf dich zu vertrauen, wenn uns der Atem stockt, und jeden Luftzug zu genießen. Dir sei alle Ehre, in Jesu Namen. Amen.

11.

Groß ist deine Treue

Ja, die Gnadenerweise des HERRN sind nicht
zu Ende, ja, sein Erbarmen hört nicht auf,
es ist jeden Morgen neu. Groß ist deine Treue.
KLAGELIEDER 3,22-23

Zwei Jahre bevor seine kranken Lungen ihn an Krankenhausbetten und Beatmungsgeräte fesselten, hielt mein Freund David in Boston eine Rede vor über 350 Zuhörern. Sein Thema war Dankbarkeit. Er machte sich schon Tage vorher Sorgen wegen der Veranstaltung. Die gastgebende Institution war säkular, ebenso wie die Mehrheit der Zuhörer, aber David konnte nicht über Dankbarkeit sprechen, ohne auch sein Zeugnis zu erzählen. David betete, dass niemand hinausstürmen würde.

Das Folgende ist ein Auszug aus der Rede, die er an diesem Tag hielt:

„Im Jahr 1986 wurde ich obdachlos und lebte als Drogensüchtiger auf den Straßen von New York City. Fast zehn Jahre lang irrte ich durch New York, immer auf der Suche nach dem nächsten Rausch. An einem Tiefpunkt meines Lebens versuchte ich, Selbstmord zu begehen, aber ich scheiterte. Während dieses Suizidversuchs wurde mir von einem völligen Fremden, der Zeuge meines Vorhabens war, Gnade zuteil. Er kam leise auf mich zu und begann, mit mir zu reden. Er erwies mir unverdiente Gnade. Unverdient, weil wir uns nicht kannten und er mir nichts schuldete. Und doch sprach er mit mir, als ob ihm mein Leben wichtig wäre. Fast anderthalb Stunden später fand ich mich im Bellevue-Krankenhaus wieder, wo dieser Fremde geduldig an meiner Seite blieb, während ich untersucht und dann als Patient aufgenommen wurde. Daraufhin verschwand er, und ich habe ihn nie wiedergesehen. Viele Menschen würden ihn als barmherzigen Samariter bezeichnen. Ich bezeichnete ihn als einen Engel. Denn genau wie die Engel in den biblischen Geschichten, die Sie vielleicht gehört haben, hatte er eine Botschaft für mich, nämlich dass mein Leben lebenswert ist, weil ich, wie Sie alle, eine einzigartige Schöpfung bin, die nach Gottes eigenem Bild geformt wurde, vollgepackt mit Potenzial, die es verdient, zu lieben, geliebt zu werden und das Leben in vollen Zügen zu genießen ...

Ich bin dankbar für meinen liebenden und barmherzigen Gott, der mir so viel unverdiente Gnade schenkte, indem er mir einen Fremden schickte, um mir in einer Zeit der Verzweiflung und Not zu helfen.

Ich bin dankbar für die Liebe und das Verständnis, das mir meine Familienmitglieder entgegenbrachten, und für die unverdiente Gnade, die sie mir erwiesen, indem sie die Arme ausbreiteten und mich wieder in ihrer Mitte aufnahmen ...

Ich bin dankbar dafür, dass ich durch die Gnade Gottes seit 1998 clean und trocken bin, und ich zähle jeden weiteren Tag, an dem ich abstinent bleibe.

Und zu guter Letzt bin ich über alle Maßen dankbar, dass Sie alle mir erlaubt haben, heute Abend hierherzukommen und als glückliches und produktives Mitglied der Gesellschaft vor Ihnen zu stehen, um mein Leben mit Ihnen zu teilen, und dass Sie mir dabei, ohne es zu merken, eine solche unverdiente Gnade erwiesen haben."[23]

Als David geendet hatte, hob er den Blick und war erstaunt, den Moderator der Veranstaltung weinen zu sehen. Langsam erhob sich die Menge von den Füßen. Die Zuhörer applaudierten ihm mit stehenden Ovationen.

„Ich verließ die Veranstaltung demütig und in der Gewissheit, dass Gott gelobt wird, ganz gleich, was meine Gedanken und Bedenken sind!", schrieb er mir danach.

Nur zwei Jahre später saß David mir in seinem Krankenhauszimmer gegenüber, mit Sauerstoffschläuchen in den Nasenlöchern, und kämpfte erneut mit Zweifeln.

Die niedergebeugte Seele

Die Verzweiflung ergriff David auf heimtückische Weise wie ein Sog, der ihm den festen Boden unter den Füßen wegzog. Zunächst schrieb er seine zunehmende Kurzatmigkeit der Rauchbelastung durch Mitbewohner zu, von denen er vermutete, dass sie heimlich Zigaretten rauchten. Ein Umzug in eine andere Wohnung löste das Problem jedoch nicht. Dann sagten ihm die Ärzte, er habe wiederkehrende Anfälle von Lungenentzündung, die sich durch Antibiotika bessern sollten. Das half aber auch nicht. Seine Atmung wurde immer schlechter, und bald konnte er nicht mehr die Lobpreislieder singen, die ihn so trösteten. Schon bald war eine Sauerstoffflasche sein ständiger Begleiter. Er konnte nicht mehr als ein paar Meter gehen, ohne anzuhalten und einen Vernebler zu benutzen.

---

23 Auszug aus persönlicher Korrespondenz.

An den schlimmsten Tagen, wenn das ständige Hin und Her zwischen Krankenhaus und Reha ihn fertigmachte, verblasste auch sein Glauben an die Güte Gottes. Er hatte Gottes Wort jahrzehntelang in seinem Herzen getragen, aber als das Delirium seinen Verstand vernebelte, kämpfte er darum, Verse aus diesem Nebel zu ziehen.

„Ich habe Angst", sagte er an diesem Tag, während meine Kinder in Malbücher kritzelten. „Ich verstehe einfach nicht, was Gott tut. Ich bete immer wieder, dass er mir vergibt."

„Glaubst du, dass Jesus für dich gestorben ist, David?", fragte ich ihn.

Diese Frage hing immer noch in der Luft, drohend im Hintergrund, während die Tage vergingen.

Jahrelang hatte David durch all die Widrigkeiten, denen er ausgesetzt war, Gottes Liebe und Versorgung klar erfasst. Aber als sich seine Tage im Krankenhaus summierten, schien die Gnade Gottes, die sein Herz so lange bewegt und 350 Menschen auf die Beine gebracht hatte, eine ferne Erinnerung zu sein. Das Elend der engen Lunge und der kahlen Krankenhauszimmer war zu viel.

Jeden Morgen neue Gnade

Und doch: Groß ist Gottes Treue.

Davids Hoffnung schwand, aber Gottes unerschütterliche Liebe zu ihm hörte nicht auf. Er erinnerte sich an David, genauso wie er sich an Jeremia erinnerte, der über die Ruinen von Jerusalem weinte:

An mein Elend und meine Heimatlosigkeit zu denken, bedeutet Wermut und Gift! Und doch denkt und denkt meine

Seele daran und ist niedergedrückt in mir. Doch dies will ich mir in den Sinn zurückrufen, darauf will ich hoffen: Ja, die Gnadenerweise des HERRN sind nicht zu Ende, ja, sein Erbarmen hört nicht auf, es ist jeden Morgen neu. Groß ist deine Treue. (Klagelieder 3,19-23)

Gottes Treue erklingt aus jedem Buch der Bibel. „So erkenne denn, dass der HERR, dein Gott, der Gott ist, der treue Gott, der den Bund und die Güte bis auf tausend Generationen denen bewahrt, die ihn lieben und seine Gebote halten", verkündet Mose in 5. Mose 7,9.

Gott erinnerte sich an Noah, als die Fluten ihren Höhepunkt erreichten (1. Mose 8,1). Er besiegelte seinen Bund mit Abraham, als er selbst zwischen den zerstückelten Tieropfern hindurchging (1. Mose 15,17). Er rettete einen Rest Israels, der aus dem Exil nach Jerusalem zurückkehrte (Esra 9,8), und hielt durch diesen Rest sein Versprechen, den Herrschaftsanspruch der Erblinie Davids in Juda zu bewahren (Sacharja 4,8-10). Er blieb seinem Bundesvolk treu, als es unter der Unterdrückung der Sklaverei stöhnte (2. Mose 2,25).

Wenn sich unsere Seele in Trauer beugt und wir inmitten der Trümmer unseres zerstörten Lebens am Boden liegen, bleibt Gott treu. Seine unerschütterliche Liebe hört nie auf. Seine Barmherzigkeit hört nie auf.

Ein paar Wochen nach unserem Gespräch rief David an. Er war immer noch im Krankenhaus und kämpfte aufgrund der hohen Kohlendioxidwerte mit Wahnvorstellungen, sodass ich einen Stich der Angst verspürte, als ich seine Nummer sah. Würde er ängstlich und misstrauisch sein oder der normale David, freundlich und witzig? Konnte er Gottes Treue spüren, oder hatten die Torturen seinen Glauben dauerhaft angegriffen? *Bitte, Herr, hilf mir, ihm dein Gesicht zu zeigen,* betete ich.

Als ich seine Stimme hörte, seufzte ich vor Erleichterung. Er war wieder bei klarem Verstand und klang wie er selbst. Allerdings weinte er auch.

„Katie, ich rufe an, weil ich dir etwas sagen muss. Du warst ein Licht der Gnade für mich. Scott und die Kinder auch. Ich bin so dankbar, dass Gott euch alle in mein Leben gebracht hat." Er hielt inne. „Ich weiß nicht, wie viel Zeit ich noch habe, und ich muss das sagen, solange ich noch kann."

Ich beugte mich nach vorne und stützte den Kopf in die freie Hand. Die Erleichterung, die Dankbarkeit und die Trauer vermischten sich zu einer Flut, die mich überschwemmte. Ich begann selbst zu weinen und suchte nach den richtigen Worten. Alles, was ich herausbrachte, war: „Wir haben dich lieb, David."

„Mir geht's ganz gut, Katie. Ich war an einem dunklen Ort, aber Gott hat mir gezeigt, wie nahe er mir ist." Er hielt wieder inne. „Und ich weiß, dass mir durch Jesus vergeben ist."

„Was auch immer passiert, David, Gott liebt dich. Du weißt, dass er dich liebt."

„Ich weiß es. Er hat es mir gezeigt. Erinnerst du dich an Jesaja 6? Als Jesaja Gott auf seinem Thron sieht und sein Gewand den ganzen Tempel erfüllt? Heute Morgen, als ich aufgewacht bin, hat Gott mir diese Szene gezeigt. Und ich konnte es *sehen* – seine ganze Herrlichkeit, sein herabfließendes Gewand. Allein der *Saum* seines Gewandes füllte den kompletten Innenraum. Gott ist so viel größer als all das hier. Und er ist nahe. Er ist so nah. Näher, als es einem von uns bewusst ist." Ein Hustenanfall unterbrach seine Worte, und als er vorbei war, holte David tief Luft. „Ich weiß jetzt, wohin ich will, Katie. Ich habe immer noch

Angst, es durchzustehen, aber ich habe keine Angst mehr davor, *wohin* ich gehe, weil ich weiß, dass ich bei ihm sein werde."

„Und du wirst vor den himmlischen Heerscharen lauthals das Lied ‚Witness'[24] schmettern", scherzte ich.

Er lachte und versuchte zu antworten, aber ein weiterer Hustenanfall ließ ihn vorzeitig verstummen. Das Lachen und das, was er gesagt hatte, genügten.

Die unerschütterliche Liebe des Herrn hört nie auf. Seine Barmherzigkeit hört nie auf.

Groß ist seine Treue.

Die Säume seines Gewandes füllten den Tempel

Gott bestätigte meinem Freund David seine Liebe durch den Bericht der Berufung Jesajas:

Im Todesjahr des Königs Usija, da sah ich den Herrn sitzen auf hohem und erhabenem Thron, und die Säume seines Gewandes füllten den Tempel. Serafim standen über ihm. Jeder von ihnen hatte sechs Flügel: Mit zweien bedeckte er sein Gesicht, mit zweien bedeckte er seine Füße, und mit zweien flog er. Und einer rief dem andern zu und sprach:

Heilig, heilig, heilig ist der HERR der Heerscharen! Die ganze Erde ist erfüllt mit seiner Herrlichkeit! (Jesaja 6,1-3)

In den nächsten Versen sehen wir, dass sich Jesaja durch diese großartige Darstellung der Herrlichkeit Gottes nicht getröstet

---

24 Anm. d. Übers.: Lied des christlichen amerikanischen Sängers Jordan Feliz; siehe YouTube: Jordan Feliz – Witness (Lyric Video); https://www.youtube. com/watch?v=wgD92xLlNGs.

fühlte, sondern in *Panik* geriet. „Da erbebten die Türpfosten in den Schwellen von der Stimme des Rufenden, und das Haus wurde mit Rauch erfüllt", lesen wir weiter. „Da sprach ich: Wehe mir, denn ich bin verloren. Denn ein Mann mit unreinen Lippen bin ich, und mitten in einem Volk mit unreinen Lippen wohne ich. Denn meine Augen haben den König, den HERRN der Heerscharen, gesehen" (Jesaja 6,4-5). Jesaja wusste, dass er keine Macht hatte, vor einem heiligen Gott zu bestehen. Die Herrlichkeit, die den Tempel erfüllte, warf ein grelles Scheinwerferlicht auf jede Sünde Jesajas. Wie Jesaja kauern wir vor unserem heiligen Gott nieder, gebrochen durch unsere Verfehlungen, elend in unserer Verderbtheit, denn „da ist keiner, der Gutes tut, auch nicht einer" (Psalm 14,3; 53,4).

Wie konnte sich mein Freund David über diese Szene freuen, die Jesaja zitternd in die Knie zwang? Wie konnte diese Passage ihn trösten?

Weil er die ganze Geschichte kannte.

David kannte das Ende. Das Bild von Gottes Gewand, das durch die Türöffnung wehte, erinnerte ihn daran, dass Gottes Macht selbst unsere schlimmsten Nöte bedeckt. Die Macht, die den Tempel erschütterte und Jesaja in Angst und Schrecken versetzte, wusch durch das Blut Christi auch David rein. Als Jesus am Kreuz starb, zerriss der Vorhang des Tempels von oben nach unten (Matthäus 27,51), und mein Freund David wusste, dass er sich in Gottes Glanz sonnen würde, wenn er diese Erde einmal verlassen würde, weil der Vorhang hinweggetan worden war.

Wenn der Atem zum letzten Mal aus seiner Brust entweichen würde, würde er sich Gott in all seiner Herrlichkeit nähern, in die Gegenwart der Heiligkeit eintreten, die nicht einmal die Serafim erblicken konnten, und sich als geliebter, adoptierter Sohn in der Umarmung des Vaters entspannen (Römer 8,15; Epheser 1,5).

Jesaja 6 erinnerte David daran, dass er, während er um Atem rang, im Griff desjenigen blieb, der ihm den Atem überhaupt erst gegeben hatte. Derjenige, den die Engel mit „Heilig, heilig, heilig!" lobten, herrschte selbst über die Flure und die Monitore, das Keuchen und die Schläuche. Und derselbe Gott, dessen Gewand den Tempel füllte, hatte David durch Christus eine Heimat im Himmel gesichert.

Groß ist seine Treue!

Teil 3

Durch Gnade seid ihr gerettet: Sich an Gottes Taten erinnern

Gott aber, der reich ist an Barmherzigkeit, hat um seiner vielen Liebe willen, womit er uns geliebt hat, auch uns, die wir in den Vergehungen tot waren, mit dem Christus lebendig gemacht – durch Gnade seid ihr gerettet! Er hat uns mitauferweckt und mitsitzen lassen in der Himmelswelt in Christus Jesus, damit er in den kommenden Zeitaltern den überragenden Reichtum seiner Gnade in Güte an uns erweist in Christus Jesus.

Epheser 2,4-7

12.
Warum hast du mich verlassen?

Mein Gott, mein Gott, warum hast du mich
verlassen, bist fern von meiner Rettung, den
Worten meines Schreiens? Mein Gott, ich rufe
bei Tage, und du antwortest nicht; und bei
Nacht, und mir wird keine Ruhe.
PSALM 22,2-3

Ich warf einen Blick auf den Herzmonitor, und mein Innerstes verkrampfte sich, als sich das Intervall zwischen den Herzschlägen verlängerte. Das Blut in seinem gebrochenen Schädel drückte auf sein Gehirn.

Sanitäter hatten ihn in die Notaufnahme gebracht, nachdem jemand mit einem Baseballschläger auf ihn eingeprügelt hatte, während er schlief. Seine Frau, die neben ihm gelegen hatte, starb noch während des Angriffs. Sein vierjähriger Sohn war Zeuge all dessen gewesen.

Während das neurochirurgische Team den Operationssaal vorbereitete, versuchte ich, über einen speziellen Katheter mit Medikamenten die Schwellung zu reduzieren. Ich hatte große Mühe, mich zu konzentrieren. Die Arbeit erforderte Präzision, aber die Gedanken an den kleinen Jungen lenkten mich ab. Ich stellte mir vor, wie er im Schlafanzug den Flur entlang taumelte, sich mit der Faust die Augen rieb und sie dann öffnete, nur um zu sehen, wie seine Welt mit dem Krachen eines Baseballschlägers zerbrach. Ich dachte an die Bilder, die sich für immer in sein Gedächtnis einprägen würden, an die Brutalität, die kein Kind jemals miterleben sollte, die er aber jetzt so gut kannte wie die Umarmung seiner Mutter. *Was für ein Leben sollte er führen, mit solchen Erinnerungen, die ihn verfolgen würden?*

Während ich noch mit diesem Gedanken rang, kamen Sanitäter mit einem schwerstverletzten Teenager in die Notaufnahme gerast. Er war angeschossen worden. Sein Herz hatte aufgehört zu schlagen, und die Sanitäter führten eine Herzdruckmassage durch, um ihm Blut ins Gehirn zu drücken.

Der diensthabende Assistenzarzt nahm meinen Platz ein, und ich eilte zu diesem neuen Opfer. Eine umsichtige Krankenschwester hatte bereits ein chirurgisches Besteckpacket geöffnet, und in Windeseile ergriff ich ein Skalpell und untersuchte den Brustkorb des Jungen. Ich umfasste sein stilles Herz und suchte mit zitternden Fingern dessen Konturen ab. Als meine Hand in ein klaffendes Loch stieß, stockte mir der Atem. Die Kugel hatte seine Aorta aufgerissen, aus der sich daraufhin sein gesamtes Blut in den Brustkorb entleert hatte.

Wir konnten ihn nicht retten.

Stille breitete sich im Raum aus, und ich wich benommen von der Trage zurück. Meine Augen huschten von seinem Gesicht zu der Wunde, die ich ihm vergeblich zugefügt hatte, und wieder zurück. Er war kaum älter als ein Kind. Seine Augen blickten unter halbgeschlossenen Lidern hervor, und sein Hals war blutverschmiert, aber seine Gesichtszüge verrieten noch immer das Potenzial und die Abenteuerlust der Jugend. Mein Blick fiel auf meine eigenen Arme, die bis zu den Ellbogen mit Blut befleckt waren. Ich hatte sein Innerstes berührt, doch ich hatte nie sein Lachen oder den Tenor seiner Stimme gehört. Jetzt, dank der Arbeit einer gewalttätigen Hand und dem Versagen meiner eigenen, würde das nie wieder jemand erleben.

Ich wollte mich in ein Sprechzimmer zurückziehen, um zu weinen und die Tragödie zu verarbeiten, aber unsere Arbeit war noch nicht getan. Wir mussten noch seine Familie informieren.

Nachdem ich mir saubere OP-Kleidung angezogen hatte, fand ich seine Tante und seinen Onkel im Wartezimmer. Sie schmiegten sich eng aneinander, ihre Arme wie Zweige ineinander verschlungen. Während des langen Weges zu einem Raum, der mehr Privatsphäre bot, ließen sie einander nicht los. Die Knöchel ihrer verschränkten Hände wurden weiß, als ich die schrecklichen Ereignisse erzählte.

„Wir haben ihn hierhergebracht, damit er ein besseres Leben hat", klagte seine Tante laut. „Seine Mutter ist noch in Guatemala. Wie soll ich ihr das nur beibringen?"

Die Worte blieben mir im Hals stecken. Welchen Trost konnte ich ihr schon bieten? Welche Antworten konnte ich geben, um die Grausamkeit dieses Verlustes zu mildern? Mir kamen keine in den Sinn, und so schwieg ich.

Alles war falsch.

Mein Trauma-Pager piepte wieder einmal. Ein weiterer Teenager. Eine weitere Schusswunde. Diesmal hatte die Kugel den Kopf des Jungen getroffen.

Im Raum war es diesmal leise, denn der unvermeidliche Tod hat eine Art, Dinge zu dämpfen. Bewegungen werden langsamer. Die Stimmen werden ein paar Dezibel leiser, teils vor Ehrfurcht, teils vor Niedergeschlagenheit. Der Assistenzarzt, der die

Situation in dem Moment erkannte, als der Patient in den Raum geschoben wurde, untersuchte ihn vor sich hin murmelnd.

Die Sanitäter hatten den Jungen intubiert und mit Sauerstoff beatmet, sodass sein Herz noch schlug, aber er atmete nicht mehr selbstständig. Als ihm der Assistenzarzt mit einer Lampe in die Augen leuchtete, blieben die Pupillen starr, leer und starrten ins Unsichtbare. Wir alle erkannten die Anzeichen. Der Hirntod hatte ihn eingeholt, und wir konnten ihm nicht helfen.

Ich nahm meine schwindenden Kräfte zusammen und begann, seine Kopfwunde zu nähen. Das Mindeste, was ich tun konnte, war meiner Meinung nach, seine Wunde zu flicken und ihn zu säubern, um seiner Familie einen letzten vertrauten Blick auf den Jungen zu geben, den sie liebten.

Mitten in meiner Arbeit öffnete sich die Tür. Ich hob den Blick, dann erstarrte ich vor Schreck, als die Mutter des Jungen den Raum betrat.

Der Kopf ihres Sohnes war noch blutverschmiert. Fragmente seines Gehirns klebten an meinen Handschuhen. Als sich ihr Gesicht verzerrte, wusste ich, dass sie alles in sich aufnahm, jedes Detail, jede klaffende Wunde, jeden Schmutz dieser schrecklichen Szene, die sich für immer in ihr Gedächtnis einbrennen würde.

Sie heulte laut auf und fiel zu Boden.

Ich riss mir die blutigen Handschuhe von den Händen und stürzte schluchzend aus dem Zimmer, das Gesicht in meinen Händen vergraben.

Auf der Suche nach Gott

Am nächsten Morgen irrte ich umher, als hätte ich mich verlaufen. Ich hatte in der Notaufnahme schon öfter mit Tragödien zu tun gehabt, aber nicht in so geballter Form. Die Opfer waren alle so jung gewesen, die Angriffe alle so grausam. In jedem Fall hatte jemand einen jungen Mann angesehen und keinen Wert in ihm entdeckt. Dass diese Angreifer so rücksichtslos Leben nahmen, bedeutete, dass sie es nicht wertschätzten. Wie konnten ihre Herzen so abgestumpft sein? Wie konnte Gott solche Bosheit zulassen?

Jahrzehntelang hatte mein spärlicher Glaube ungeprüft in meinem Herzen geschlummert. Ich war als Namenschrist in einer Familie aufgewachsen, die christliche Traditionen mit einem stark säkularen Einschlag hochhielt. An Weihnachten stand nicht Jesus, sondern der Weihnachtsmann im Mittelpunkt. Wir sprachen nie über das Evangelium. Wir lasen nie in der Bibel und gingen nie in die Kirche. Ich betete, hatte aber keine Ahnung, zu wem. Ich verstand Christentum als Synonym für gutes Benehmen und Sentimentalität.

Weil mein Glaube kein Fundament hatte, brach er an diesem Morgen in der Notaufnahme in sich zusammen. Ich hatte über 24 Stunden lang gearbeitet, aber als meine Schicht endete, fuhr ich nicht nach Hause, um zu schlafen, sondern 100 Meilen in die Berkshire Mountains. Ich schlängelte mich stundenlang durch baumgesäumte Landschaften und sah zu, wie das Herbstlaub in feurigen Mosaiken an der Windschutzscheibe vorbeizog. Während der ganzen Fahrt versuchte ich, das Böse, das ich gesehen hatte, zu verarbeiten. *Wie konnte Gott solches Leid zulassen? Ich klagte. Wie kann ein solcher Gott gut sein? Wie konnte ein gerechter Gott existieren und dennoch so viel Böses zulassen?*

Ich hielt an einer Brücke über den Connecticut River an, der wie eine Ader aus Quecksilber bis zum Horizont verlief. Auf beiden Seiten des Flusses türmten sich gold- und scharlachfarbene Hügel auf, die vor einem klaren Himmel Wache hielten. Ich hielt mich am Geländer fest und spürte, wie der Wind meine Haare durcheinanderwirbelte. Sicherlich konnte ich hier mit Gott sprechen. Ich öffnete die Lippen, um zu beten.

Ich fand keine Worte.

Ich sehnte mich nach ihm, aber alles, was ich sehen konnte, war Blut. Leere, leblose Augen. Die gequälten Mienen der Mutter, der Tante und des Onkels. Nur ein paar Gedanken brachen durch: Wie konnten diese Familien das ertragen? Wo war Gott in all dem? Warum hatte er nicht eingegriffen? Wie konnte er zulassen, dass seine geschaffene Welt so vom Bösen verdorben wurde?

Ein Windstoß und das Dröhnen eines vorbeifahrenden Autos drangen an meine Ohren. Ich strengte mich an, um Gottes Antwort zu hören. Nachdem ich ein Leben lang getrennt von seinem Wort gelebt hatte, wusste ich nicht, wie ich sonst auf seine Stimme hören sollte.

Es kam keine Antwort.

Selbst wenn ich Gottes Liebe erkannt hätte, die sich in dem Licht ausdrückte, das zwischen Fluss und Himmel tanzte, wäre mein Glaube ohne die Heilige Schrift wie ausgetrocknet geblieben. In der großen Stille, ohne Verständnis für Gottes Wort, beschloss ich, dass ich deshalb keine Antwort hören konnte, weil es ihn nicht gab.

Danach begann für mich die schlimmste depressive Episode meines Lebens. Ohne Gott, der der Welt einen Sinn gibt, hatte das Leben wenig Bedeutung. Verzweiflung trübte alles. Schönheit stumpfte ab. Die Freude versickerte wie in einem Abfluss.

In diesem geisterhaften Zustand, in dem ich existierte, aber nicht lebte, grübelte ich täglich darüber nach, mir das Leben zu nehmen. Jede Nacht, wenn die Lichter von Boston hinter mir verschwanden, bekämpfte ich den Impuls, zu dieser Brücke über den Connecticut River zu fahren und mich über das Geländer zu stürzen. Nur die Liebe zu meinem Mann, dessen Herz ich nicht brechen konnte, bewahrte mich vor dem eisigen Wasser.[25]

Mein Gott, warum hast du mich verlassen?

Dunkle Phasen können uns verschlingen. Wenn eine Katastrophe zuschlägt oder wir in Kummer versinken, wandern wir durch eine Einöde und suchen nach Gott. Wir schreien zu ihm, hören aber nur das Echo unserer eigenen Stimme. Wir suchen in unseren Herzen und Köpfen nach seiner Wahrheit, aber das Territorium ist wie leer gefegt, seine Worte sind wie weggeblasen.

Vor dem Hintergrund dieser Landschaft gibt ein vertrauter Refrain unseren tiefen Schmerz wider: „Mein Gott, mein Gott, warum hast du mich verlassen?" (Psalm 22,2).

Die Schrift schreibt diese Worte zuerst David zu, einem Mann nach Gottes eigenem Herzen (1. Samuel 13,14). David war seinen Zeitgenossen moralisch nicht überlegen und beging einige schreckliche Taten (2. Samuel 11,3-4.14-15), aber er *vertraute* auf Gott. Als Junge wagte er es, den Riesen Goliat herauszufordern, den keiner der Soldaten besiegen konnte, weil er auf Gottes Versorgung vertraute: „Der HERR, der mich aus den Klauen des Löwen und aus den Klauen des Bären gerettet hat, der wird mich auch aus der Hand dieses Philisters retten" (1. Samuel 17,37). Er fragte zuerst den Herrn, bevor er wichtige Entscheidungen traf (1. Samuel 23,1-5), und schrieb Loblieder,

---

25 Adaptiert von meinem Artikel „A Critical Care Surgeon Meets the Great Physician", zu Deutsch etwa „Eine Intensivmedizinerin lernt den Großen Arzt kennen", Christianity Today, 17. Februar 2017, https://www.christianitytoday.com/ct/2017/march/critical-care-surgeon-meets-great-physician.html.

die noch Jahrhunderte später Gottes unerschütterliche Liebe preisen sollten (Psalm 145).

Doch selbst David, Gottes auserwählter König und treuer Diener, durchlebte dunkle Nächte der Seele. „Warum bist du so weit weg? Du hörst mein Schreien nicht! Mein Gott, ich rufe am Tag, doch du antwortest nicht, ich rufe bei Nacht und finde nicht Ruh!" (Psalm 22,2-3; NeÜ). Seine Worte erinnern uns daran, dass wir uns in einer von Sünde geplagten Welt abmühen und dass selbst diejenigen, die Gott lieben, Wüstenzeiten erleben. In Davids Fall war das Leiden so tief in seine Seele eingedrungen, dass er ihre Tiefen nur mit Poesie ausdrücken konnte: „Wie Wasser bin ich hingeschüttet, und alle meine Gebeine haben sich zertrennt; wie Wachs ist mein Herz geworden, zerschmolzen in meinem Inneren. Meine Kraft ist vertrocknet wie gebrannter Ton, und meine Zunge klebt an meinem Gaumen; und in den Staub des Todes legst du mich" (Psalm 22,15-16).

Selbst David durchlebte dunkle Zeiten, in denen es ihm schlecht ging. Wenn uns Sorgen und Leiden befallen, kann die in Psalm 22 beschriebene gemeinsame Erfahrung wie ein kühler Becher Wasser für unsere ausgetrockneten Seelen sein.

Und wenn wir bedenken, wer sich ebenfalls auf Psalm 22 bezog, öffnet sich ein ganzer Quell. Das Fundament bekommt Risse. Eine Flut bricht durch, wahre Ozeane ergießen sich.

Ein Mann des Leids

David komponierte Psalm 22 in einem Anflug göttlicher Inspiration, aber Jesus zitierte ihn vom Kreuz aus. In Matthäus 27,46 lesen wir Folgendes: „Um die neunte Stunde aber schrie Jesus mit lauter Stimme auf und sagte: Elí, Elí, lemá sabachtháni? Das heißt: Mein Gott, mein Gott, warum hast du mich verlassen?"

Nimm dir die Zeit, einmal sorgfältig über Folgendes nachzu-denken: Gottes eigener Sohn, der den Vater seit Anbeginn der Welt liebt (Johannes 17,24), fühlte sich am Kreuz von Gott ab-geschnitten. Der, den der Vater seinen geliebten Sohn nannte (Matthäus 3,17; 17,5), „der Ausstrahlung seiner Herrlichkeit und Abdruck seines Wesens ist" (Hebräer 1,3), der von Ewigkeit her in liebender Gemeinschaft mit dem Vater war (Johannes 8,58), schrie mit verzweifelter Sehnsucht zu demselben Vater. Er suchte den Himmel nach Gott ab, doch er blieb für ihn leer.

Das ist schon erstaunlich. Die Nägel, die seine Nerven und Seh-nen zerrissen, die blutenden Wunden auf dem Rücken Jesu und die Atemnot waren Folter genug. Doch während er an diesem schreck-lichen Baum hing, stieg Jesus auch in die tiefsten Täler geistlichen Leidens hinab. Das Gewicht unserer Sünden brach ihn nicht nur körperlich, sondern ließ auch die kosmische Strafe, die eigentlich wir verdienen, auf ihn herabstürzen: Trennung von Gott. Verban-nung von dem, mit dem er die Ewigkeit teilte. Verbannung von dem, den er anbetend „Abba, Vater" nannte (Markus 14,36).

Die Schrift verspricht: „Denn wir haben nicht einen Hohen Priester, der nicht Mitleid haben könnte mit unseren Schwach-heiten, sondern der in allem in gleicher Weise wie wir versucht worden ist, doch ohne Sünde" (Hebräer 4,15). Unser Heiland war „ein Mann der Schmerzen und mit Leiden vertraut" (Jesaja 53,3). Wie wir weinte er, als er einen Verlust erlitt (Johannes 11,35). In der Stille Gethsemanes sagte er vor dem kommenden Zorn erzitternd: „Meine Seele ist sehr betrübt, bis zum Tod" (Markus 14,34).

Wenn uns in der Dunkelheit eines Krankenhauszimmers die Verzweiflung packt oder die lärmende Stille eines erloschenen Lebens betäubt oder wir auf einer windgepeitschten Brücke nach Gott suchen, können wir von Christus Trost empfangen. Wenn unsere Augen keinen Beweis für Gottes Liebe sehen, können wir uns an die Wahrheit festklammern, dass *er weiß, was Leid bedeutet*, weil auch er gelitten hat. Und was uns staunen lässt: Er hat es *für uns* ertragen. Er nahm das volle Gewicht unserer Sünde und die Strafe auf sich, die wir verdient hatten – allein aus liebevollem Gehorsam gegenüber dem Vater, der uns seinerseits so liebt (Johannes 3,16).

Doch Gottes Erlösungswerk durch Christus beginnt und endet nicht mit Leid. Selbst in seinem klagenden Schrei zum Vater weist Jesus auf unsere ewige Hoffnung hin.

Er hat es vollbracht

Psalm 22 ist ein messianischer Psalm. Als Jesus Vers 3 zitierte, wollte er dadurch nicht nur sagen, dass er sich nach seinem Vater sehnte. Nein, er erklärte darüber hinaus, dass es in dem Psalm um ihn geht. Jesus gibt sich selbst als derjenige zu erkennen, der „ein Spott der Leute und verachtet vom Volk" war (Psalm 22,7). Der Vers „Wälze es auf den HERRN! – Der rette ihn, befreie ihn, denn er hat ja Gefallen an ihm!" (Psalm 22,9) ist eine Prophezeiung des Spotts der Ältesten und Schriftgelehrten, die ihn mit diesen Worten verhöhnten: „Er vertraute auf Gott, der rette ihn jetzt, wenn er ihn liebt" (Matthäus 27,43). Jesu Knochen wurden aus den Gelenken gezogen (Psalm 22,15). Seine Hände und Füße waren durchbohrt (Psalm 22,17). Seine Kleider lagen auf dem Boden, wurden unter den Soldaten aufgeteilt und durch das Los verschachert (Psalm 22,19; Johannes 19,24).

Am Ende von Psalm 22, nachdem David ein so herzzerreißendes Bild des Leidens entworfen hat, findet er Hoffnung in *Jesus*. Noch kannte er weder den Namen Jesu noch dessen Gesicht oder das Jahr, in dem er kommen würde. Er wusste nicht, dass Jesus sich demütigen und in einer Krippe liegen würde, aber am Ende von Psalm 22 freut sich David über den von Gott verheißenen Messias. Tausend Jahre bevor Maria nach Bethlehem reiste, war die Verheißung ihres Sohnes der Lichtstrahl, der Davids Verzweiflung durchdrang:

> *Dann beugen sich nieder alle Reichen der Erde, dann knien vor ihm, die zum Staub hinabfuhren, und jeder, der sich nicht selbst am Leben erhält. Ein neues Geschlecht darf ihm nun dienen, erzählen vom Herrn dem künftigen Stamm. Sie werden kommen und seine Gerechtigkeit schildern dem Volk, das noch geboren wird, denn er hat es vollbracht. (Psalm 22,30-32; NeÜ)*

In seinem großen Kummer klammerte sich König David an die Hoffnung in Christus. Nun entspringt eine Quelle der Hoffnung aus dem blutigen Kreuz, denn durch seine Qualen hindurch erklärt Jesus: *Ich bin es. Ich bin der, dessen Kommen vorhergesagt war* (Matthäus 11,2-6). *Ich bin der, der verspottet wurde, der jetzt alles neu macht* (Offenbarung 21,5). *Ich bin derjenige, der auch jetzt, da dich deine Sünden erdrücken, jede Träne abwischen wird* (Offenbarung 21,4).

An dem Tag, als ich auf dieser Brücke stand und nach Gott suchte, kannte ich Christus noch nicht. Ich kannte die Verheißung nicht, die in den Psalmen besungen wird, diese Hoffnung, die die Patriarchen durch Hungersnot und Verfolgung hindurchtrug. Doch während ich mich quälte und an das Geländer klammerte, hatte Gott diese Hoffnung bereits zur herrlichen Erfüllung gebracht.

In Christus hat er es getan.

13.

Durch seine Striemen

Der unsere Sünden an seinem Leib selbst an
das Holz hinaufgetragen hat, damit wir, den
Sünden abgestorben, der Gerechtigkeit leben;
durch dessen Striemen ihr geheilt worden seid.

1. PETRUS 2,24

Meine Kinder schneiden sich mit großer Regelmäßigkeit an scharfen Papierrändern. Dann rennen sie sofort zu mir und wollen ein Pflaster für die Wunde haben.

Wir alle haben schon einmal diesen kleinen, aber heftigen Schnitt beim Durchblättern eines Buches gespürt. Es tut ein paar Sekunden lang weh, blutet jedoch selten und heilt immer innerhalb von ein oder zwei Tagen spurlos ab. Doch immer, wenn meine Kinder durch den Schmerzschock von ihren Bastelarbeiten aufgeschreckt werden, rennen sie mit erhobenem Finger und tränenden Augen zu mir, halten mir ihre Hand hin und flehen um ein Pflaster. „Dafür braucht man kein Pflaster, Schatz", erklärte ich früher immer, umarmte sie und gab ihnen einen Kuss. „Das heilt von allein."

Das sage ich jetzt nicht mehr.

Ich bin sowohl Ärztin als auch ihre Mutter. Aber egal, was ich auch sage, meine Beteuerungen stoßen auf taube Ohren. Für sie gilt, was sie sehen: die aufgeschnittene Haut und eine winzige rosa Gewebespur. „Aber es blutet!", jammern sie immer. „Ich sehe da ein bisschen Rot!"

Ich habe gelernt, ihnen einfach ein Pflaster aufzukleben.

Wunden des Fleisches

Wir haben eine instinktive Abneigung gegen Wunden. Der Anblick von Blut bringt selbst den härtesten Mann aus dem Gleichgewicht (was ich im Medizinstudium auf die harte Tour gelernt habe, als ich dummerweise versuchte, die Handwunde eines Mannes zu nähen, ohne darauf zu bestehen, dass er sich zuerst hinlegte). Wunden enthüllen, was eigentlich verborgen sein sollte, und zeigen Dinge, mit denen wir uns lieber nicht auseinandersetzen wollen. Eine Papierschnittwunde zeigt nur einen Hauch von Rosa, und doch weiß selbst ein Kind, dass dieser Riss in der Haut falsch ist, und beeilt sich, ihn zu verbergen.

Papierschnittwunden kann man vernachlässigen, aber das Problem wird deutlicher bei offenen Wunden, die der Welt unsere Anatomie preisgeben. Eine gelbe Fettmarmorierung, die unter der Haut hervorlugt, oder ein Muskelband, das im Wundbett lauert, signalisiert eine Umkehrung der von Gott beabsichtigten Ordnung. Wir können den Schmerz ertragen und allen Mut aufbringen, um das Genäht-Werden zu ertragen, aber der Anblick von Blut und Sehnen, die der Luft ausgesetzt sind, verursacht den meisten weiche Knie, weil es so aussieht, als wären wir von innen nach außen gestülpt worden.

Selbst der saubere, kontrollierte Schnitt einer Operation hinterlässt ein Andenken daran, dass irgendetwas schiefgelaufen war. Ob eine Operation eine blasse Narbe hinterlässt oder einen verschlungenen Wulst, der sich den Oberkörper hinunterschlängelt – die Male, die wir tragen, erinnern uns daran, dass

Ärzte an Stellen eindringen mussten, die zuvor tabu waren. Es heilt zwar, aber wir werden nie vergessen, dass etwas herausgeschnitten, repariert oder umgeformt werden musste, weil etwas nicht stimmte.

Wenn Wunden heilen

In den einfachsten Fällen plagen uns Wunden nur für kurze Zeit, dann heilen sie ab. Man trägt ein paar Tage ein Pflaster, und die Haut schließt sich.

Andere Wunden sind weitaus komplizierter.

Wer schon einmal erlebt hat, dass sich eine OP-Naht entzündet und deswegen wieder geöffnet werden muss, oder es mit einer klaffenden Wunde zu tun hatte, die zu stark verunreinigt war, um geschlossen zu werden, der kennt den langen, mühsamen Weg, der darauf folgt. Pflegekräfte führen mehrmals täglich eine feuchte Wundbehandlung durch. Dabei wird eine haftende Mullbindenschicht abgezogen, um die Kruste zu entfernen, und eine feuchte Wundauflage zur besseren Heilung aufgebracht. Manchmal schneidet ein Chirurg bei diesen Verbandswechseln abgestorbenes Gewebe mit einer Schere oder einem Skalpell ab, bevor er die Wunde neu verbindet. Nach acht Stunden wiederholt ein anderer Arzt diese Routine, immer und immer wieder, tagein, tagaus.

Selbst dieser mühsame Prozess ist nicht vergleichbar mit den Herausforderungen von Wunden, die trotz unserer besten medizinischen Möglichkeiten einfach nicht heilen wollen, sondern beständig eitern. Ischämische Fußgeschwüre sind ein Beispiel dafür. Menschen, deren Arterien im Laufe der Zeit verkalken, haben oft beim Gehen oder Schlafen Schmerzen im Bein. Eines Morgens entdecken sie dann, dass sich eine Wunde am Fuß gebildet hat. Solche Wunden, die manchmal kaum die Größe eines Zehn-Cent-Stücks haben, sind bedrohlicher als so manche tiefe Fleischwunde, denn sie sind ein Zeichen für eine bedrohte Gliedmaße. Ohne Blutzufuhr kann die offene Stelle nicht heilen, und mit der Zeit dringt die Infektion bis zum Knochen vor. Wenn Chirurgen nicht die Blutgefäße umleiten, um den Fuß mit frischem Blut zu versorgen, ist eine Amputation unvermeidlich.

Während ischämische Geschwüre eine Vorahnung bedeuten, sind Fisteln der Albtraum jedes Pflegers. Sie entstehen, wenn eine Infektion oder ein Trauma im Bauchraum einen Riss in den Darm reißt. Das ausgelaufene Darminnere, das voller fett- und eiweißabbauender Enzyme ist, erodiert dann durch die Bauchdecke. Das Ergebnis ist ein entzündeter Hohlraum zwischen dem Darm und der Außenwelt, aus dem ätzende Flüssigkeit sprudelt. Wenn die Fisteldrainage leckt, raubt sie wichtige Nährstoffe, verbraucht Elektrolyte und verätzt die Haut. Ein junger Mann, der nach einer Schusswunde im Unterleib mehrere Fisteln entwickelte, musste *ein ganzes Jahr* lang dreimal wöchentlich im OP unter Vollnarkose einen komplexen Verband mit Schläuchen und einem riesigen Schwamm angelegt bekommen, der an ein Absauggerät angeschlossen war.

Als er schließlich aus dem Krankenhaus entlassen wurde, war er durch Gottes Gnade zwar am Leben, aber die Fisteln hatten ihn abgemagert, gelbsüchtig und gehunfähig gemacht, ein Schatten seiner selbst. Und er war gerade erst 20.

Dann gibt es noch Verbrennungen. Während Klingen und Kugeln etwas aufreißen und Darmflüssigkeit etwas wegfrisst, zerstört Hitze einfach alles. Die Verbrennungswunden, die am meisten schmerzen, sind ironischerweise am einfachsten zu behandeln: Verbrennungen ersten Grades stellen keine größere

Bedrohung dar als ein Sonnenbrand, und oberflächliche Verbrennungen zweiten Grades tun zwar weh, benötigen aber nur eine gute Wundversorgung mit einer Salbe.

Schwerere Verbrennungen hingegen gehen so tief, dass sie alle Nerven, denen sie begegnen, einfach zerstören. Diese Wunden hinterlassen nur ein Taubheitsgefühl, weil die Mechanismen, die uns auf Schmerz aufmerksam machen, weggebrannt sind. Doch obwohl wir sie nicht spüren, sind diese Verbrennungen die unheimlichsten, weil sie unser Innenleben der Luft aussetzen. Ohne den Schutz unserer Haut verdunstet das Wasser, das wir zur Unterstützung jeder Körperfunktion benötigen. Unser Blutdruck sinkt, und unsere Organe, die unter Sauerstoffmangel leiden, schalten sich ab.

In manchen Fällen sind die Wunden, die wir nicht fühlen können, die gefährlichsten von allen.

Deine Wunde ist ernst

Die Sünde schlitzt die ganze Menschheit mit einer scharfen Klinge auf. Wir erleben ihre Wirkung überall um uns herum: Kriege, Korruption, Armut, Hungersnöte, Missbrauch, Gewalt, Stürme, Unterdrückung, Erdbeben, Seuchen. Die Spuren der Sünde sind an uns zu sehen, denn die Ungerechtigkeiten und Schmerzen, die wir erleiden, entstellen uns; der Götzendienst, den wir betreiben, schwärzt und trocknet alles Gute aus. Unsere Sünden eitern. Wie Fisteln scheiden sie Vitriol aus, lange nachdem der Stich unserer Missetaten abgeklungen ist. Wie schwere Verbrennungen graben sie sich tief und unbemerkt ein und betäuben uns, während sie alles zerstören, was zählt.

Ob durch Feuer oder Zersetzung – jede Sünde bewirkt Gottes Zorn, verdirbt unsere Beziehung zu ihm und stellt uns direkt – und zu Recht – unter sein Gericht.

Das Buch Jeremia gibt uns einen Einblick in unser Dilemma. Nachdem das Königreich Juda über Generationen hinweg götzendienerischen Praktiken gefrönt, Gottes Barmherzigkeit immer wieder verhöhnt und Gelegenheiten zur Umkehr ausgeschlagen hatte, rekrutierte Gott Nebukadnezar als sein Werkzeug des Gerichts. Die Babylonier belagerten Jerusalem, zerstörten den Tempel und ermordeten Scharen von Menschen. Im Zuge des Grauens verkündete Gott:

Denn so spricht der HERR: Unheilbar ist dein Bruch, bösartig ist deine Wunde! Niemand führt deine Rechtssache, für das Geschwür gibt es keine Heilung, keine heilende Haut für dich! All deine Liebhaber haben dich vergessen, sie fragen nicht nach dir. Denn ich habe dich verwundet, wie man einen Feind verwundet. Deine Züchtigung war grausam um der Größe deiner Schuld willen, weil deine Sünden zahlreich sind. (Jeremia 30,12-14)

Judas Leiden ist unheilbar, weil die Sünden seiner Bewohner unheilbar sind. Wie ein ischämisches Geschwür, das sich in die Knochen frisst, gräbt sich Judas Sünde tief ein und verdirbt alles.

Genau wie unsere eigene. Wie die Juden im Exil, so sind wir in unserer Sünde verloren; unsere Verletzungen sind unheilbar, unsere Wunden furchtbar ernst. Und so sagt Paulus in seinem Brief an die Römer: „Alle sind abgewichen, sie sind allesamt untauglich geworden; da ist keiner, der Gutes tut, da ist auch nicht einer" (Römer 3,12).

Wie oft hast du gekämpft, weil du das Richtige tun wolltest, die Begierden, die dich von Gott wegziehen, besiegen wolltest, nur um dann wieder in Begierde zu versinken? „Denn das Gute, das ich will, übe ich nicht aus", beschreibt Paulus dieses Dilemma, „sondern das Böse, das ich nicht will, das tue ich" (Römer 7,19). Jesaja beschreibt uns als Schafe, die in die Irre laufen: „Wir wandten uns jeder auf seinen eigenen Weg" (Jesaja 53,6).

Ohne Gottes Gnade kann der Schaden, den unsere Sünden anrichten, niemals heilen. Das Fleisch kann sich nicht versiegeln. Die Fasern werden nicht halten. Während wir nach Heilmitteln streben und nach weltlichen Tinkturen suchen, um uns selbst zu heilen, breiten sich die Wunden nur aus und werden immer größer.

Durch seine Wunden sind wir geheilt

Aber Gott, der reich an Barmherzigkeit ist, wird wegen der großen Liebe, mit der er uns liebt (Epheser 2,4), deine Wunden nicht eitern lassen.

Der Psalmist beschreibt Gottes Wirken folgendermaßen: „Er heilt, die zerbrochenen Herzens sind, er verbindet ihre Wunden" (Psalm 147,3). Selbst in der eben zitierten Stelle in Jeremia 30 – nachdem der Herr die Wunden Judas als unheilbar diagnostiziert hatte –, versprach er, sie zu heilen: „Denn ich will dir Genesung bringen und dich von deinen Wunden heilen, spricht der HERR, weil man dich eine Verstoßene nennt ... Und ihr werdet mein Volk, und ich werde euer Gott sein" (Jeremia 30,17.22). Gott versprach, Juda und Israel wiederherzustellen und in das Land zurückzubringen, das er ihnen Jahrhunderte zuvor versprochen hatte, als Abraham zu den Sternen aufgeblickt hatte (1. Mose 15,5). Keine irdische Medizin konnte die Herzen der Verbannten in Babylon beruhigen, aber Gott versprach, seine heilende Gnade über sie auszugießen, denn er ist, wie wir gesehen haben, barmherzig, treu und überreich an unerschütterlicher Liebe (2. Mose 34,6).

Gottes Verheißung an Juda wurde 70 Jahre später erfüllt, als König Kyrus von Persien die Verbannten nach Jerusalem zurückkehren ließ, um den Tempel wiederaufzubauen (Esra 1,1-4). Doch Jeremias Prophezeiung sagte eine noch großartigere, tiefere und prächtigere Wiederherstellung voraus. In Kapitel 31 verspricht der Herr, einen neuen Bund mit seinem Volk zu schließen:

Siehe, Tage kommen, spricht der HERR, da schließe ich mit dem Haus Israel und mit dem Haus Juda einen neuen Bund: nicht wie der Bund, den ich mit ihren Vätern geschlossen habe ... Ich lege mein Gesetz in ihr Inneres und werde es auf ihr Herz schreiben. Und ich werde ihr Gott sein, und sie werden mein Volk sein. Dann wird nicht mehr einer seinen Nächsten oder einer seinen Bruder lehren und sagen: Erkennt den HERRN! Denn sie alle werden mich erkennen von ihrem Kleinsten bis zu ihrem Größten, spricht der HERR. Denn ich werde ihre Schuld vergeben und an ihre Sünde nicht mehr denken. (Jeremia 31,31-34)

In diesen Versen prophezeite Jeremia das Kommen des Messias, des Christus, der ein für alle Mal Vergebung für die Menschheit bewirken und unsere Wunden für immer heilen würde. Auch wenn unsere Seelen unter der Last unserer Sünden seufzen, und auch wenn unsere offenen Wunden nässen und schmerzen, können wir uns schon diesseits des Kreuzes freuen. Was auch immer für Schlingen und Pfeile uns dieses Leben entgegenschleudert und wie wir auch versagen mögen, Christus hat uns zu Gott hin erlöst. Unsere Sünden waren schwerwiegend und unsere Verletzungen unheilbar, aber er hat uns so wiederhergestellt, dass wir durch ihn jetzt ohne Makel sind. Unsere Wunden sind geheilt. Unsere Seelen sind ohne Flecken, Narben oder Wunden. Wir sind wiedergeboren zu einer lebendigen Hoffnung und neu gemacht (1. Petrus 1,3). Durch die Striemen Christi sind wir geheilt (Jesaja 53,5).

Die Wunden unseres Fleisches hinterlassen Narben. Die Wunden unserer Seele nagen an unserem Inneren. *Aber die Wunden Christi heilen alles.* Seine durchbohrten Arme, das rohe Fleisch seines Rückens am Kreuzesbalken, die Stichwunde in seiner Seite, aus der Wasser und Blut quollen – all das ertrug er um *unseretwillen.* Ihr Schrecken spiegelt die unsichtbare, katastrophale, übernatürliche Wunde wider, die Christus für uns am Kreuz trug: den Zorn Gottes, den wir mit unseren eigenen Händen entfesselt haben und der sich statt über uns über seinen geliebten Sohn ergossen hat.

Nass-Verbände, Umschläge und Salben können bewirken, dass sich deine Fleischwunden schließen. Aber nur Christus kann deine Seele heilen. Und Gott sei Dank: Wegen der großen Liebe, mit der er uns geliebt hat, hat Christus bereits „unsere Leiden ... und unsere Schmerzen" getragen (Jesaja 53,4). Was unsere eigenen dürftigen Hände nicht vollbringen konnten, haben seine Wunden bereits vollbracht.

Während uns unsere Verletzungen an den Tod erinnern, haben seine Wunden den Tod selbst überwunden. Und durch seine Wunden sind wir geheilt.

Himmlischer Vater, die Sünde verletzt uns an Leib und Seele und hinterlässt bleibende Narben. Wir preisen dich, dass du, als wir ohne Heilung und ohne Hoffnung waren, deinen Sohn sandtest, um unsere Leiden für uns zu tragen. Durch seine Wunden sind wir geheilt. Wir loben und preisen dich! Dir sei alle Ehre und Herrlichkeit, in Ewigkeit. Amen.

14.
Harre auf den HERRN!

Harre auf den HERRN!
Sei stark, und dein Herz erweise sich als mutig,
und harre auf den HERRN!
PSALM 27,14

„Oh, bitte nicht!"

Mein erfahrener Assistenzarzt wartete, bis sich die Patientin die Tränen aus dem Gesicht gewischt hatte, und versuchte es dann erneut: „Ich verstehe, dass das nicht das ist, was Sie hören wollten ..."

„Ach, hören Sie doch auf!", rief sie. „Bevormunden Sie mich nicht! Sie haben gesagt, ich könnte nach Hause gehen, und jetzt sagen Sie, dass es doch nicht geht. Sie haben mich angelogen, Sie Lügner!"

„Es tut mir leid. Wir haben Ihnen tatsächlich versprochen, dass Sie nach Hause gehen dürfen. Das hätten Sie sich wirklich verdient."

„Dann lassen Sie mich gehen!"

„Ich wünschte, das könnten wir, aber es geht einfach nicht. Der Scan zeigte eine weitere Flüssigkeitsansammlung."

„Warum passiert das immer wieder?", fragte sie und starrte ihn an. „Sie alle sollten doch die Experten sein. Warum können Sie dieses Problem nicht lösen?"

„Die Verbindung zwischen Ihrer Bauchspeicheldrüse und Ihrem Darm ist nicht richtig dicht. Das ist ein Problem, das wirklich schwer zu beheben ist."

„Aber Sie haben doch diese Verbindung gemacht. Sie haben es vermasselt, und ich muss dafür büßen. Ich wäre besser nie hergekommen!"

„Ich verstehe, dass Sie frustriert sind." Er sah ihr in die Augen und sprach die nächsten Worte mit Bedacht. „Aber ... was wäre die Alternative?"

Sie senkte den Blick und fummelte an dem Beutel herum, der grün vor Galle war und unter ihrem Nachthemd hervorlugte. Sie war seit drei Monaten im Krankenhaus, hatte nur wenige Besucher gesehen und war so lange von zu Hause weg gewesen, dass sie sich nicht mehr daran erinnern konnte, was auf ihrem Küchentisch stand. Fast 100 Tage lang hatte sie auf Tests, Scans und Schmerzmittel mitten in der Nacht gewartet, ohne einen Ausweg zu sehen. Vor einem Tag hatten wir ihr versichert, dass ihr langer, beschwerlicher Weg endlich zu Ende sei und sie nach Hause gehen könne. Dann, ohne Vorwarnung, nahmen wir unser Versprechen zurück.

Wer konnte ihr ihren Gefühlsausbruch verübeln?

„Manchmal denke ich, es wäre besser, an Krebs zu sterben, als das hier", murmelte sie. Die Empörung hatte sich verflüchtigt, und an ihrer Stelle breitete sich Trauer aus. Sie ließ den Kopf in die Hände sinken. „Ich bin diese ganze Warterei so leid."

Warteräume

In jedem Krankenhauszimmer müssen Menschen Stunden des aufgezwungenen Müßiggangs füllen. Manche wälzen sich auf Liegen herum, bis der CT-Scanner frei ist. Andere starren auf die Uhr und beobachten, wie die Zeiger eine weitere Umdrehung vollenden, ohne dass ein längst überfälliges Gespräch mit einem Arzt zustande kommt. Diejenigen von uns, die operiert wurden, kennen das peinliche Warten darauf, dass der Darm seine Tätigkeit wiederaufnimmt oder der Physiotherapeut einem erlaubt, nach Hause zu gehen.

In den besten Fällen ist das Warten nur ein kleines Ärgernis. Aber manchmal zermürbt es uns auch. Wenn du dich mit einer beunruhigenden Diagnose auseinandergesetzt hast, hast du Nächte damit verbracht, dir Sorgen zu machen: *Brauche ich eine Chemotherapie? Oder eine Operation? Was wird das für mein Leben bedeuten? Wer wird sich um meine Familie kümmern? Werde ich arbeiten können? Was soll ich tun?* Tag für Tag ringst du mit Fragen, und deine einzige Hoffnung auf Antworten ist ein Termin, der Wochen entfernt ist.

Wir warten mit gefalteten Händen darauf, entscheidende Neuigkeiten über diejenigen zu erfahren, die wir lieben. *Wird er vom Beatmungsgerät entwöhnt werden oder aus dem Koma erwachen? Wird er es überleben? Werde ich es überleben, wenn er sich nicht erholt?* Während wir mit im Gebet gesenktem Kopf auf die Antwort warten, können sich Minuten wie Jahrzehnte anfühlen.

Wir warten darauf, nach Hause zu gehen und zu einem normalen Leben zurückzukehren. Wir warten auf eine Transplantation. Auf Heilung. Auf gute Nachrichten. Auf Antworten. Auf Linderung. Darauf, dass der Schmerz nachlässt.

Während Schmerz und Trauer uns regelrecht entzweibrechen können, sind die Auswirkungen des Wartens viel heimtückischer. Es nagt an unserer Hoffnung wie eine unerbittliche Brandung, die den Felsen aushöhlt. Mit der Zeit geben unsere innere Einstellung, unsere Kraft und sogar unser Glaube nach und verformen sich unter dem beständigen Druck. Wenn sich die Tage des Wartens verlängern, fragen wir uns, warum Gott zögert. Wir sehnen uns nach seiner Stimme. „Meine Seele harrt auf den Herrn, mehr als die Wächter auf den Morgen, die Wächter auf den Morgen", lesen wir in Psalm 130,6. Wir stellen uns vor, wie wir auf einem Festungswall stehen und mit vor Erschöpfung müden Augen den Horizont nach Rettung absuchen. Wir suchen den Himmel nach Gott ab und sehnen uns nach seiner rettenden Gegenwart, denn in unserem tiefsten Inneren wissen wir alle, dass er allein unser Erlöser, unser Fels ist.

Währenddessen drehen die Zeiger der Uhr ihre monotonen Pirouetten. Die Minuten blähen sich zu Stunden ohne Antworten auf. Wir beten und sehnen uns und müssen doch warten.

Ein Vermächtnis des Wartens

An der Geduld zerrende Wartezeiten beschränken sich natürlich nicht auf Krankenhausflure. Seit Adam die verhängnisvolle Frucht nahm, wartet die ganze Schöpfung mit sehnsüchtigem Verlangen darauf, dass Gott die Dinge in Ordnung bringt (Römer 8,19). Die Bibel offenbart, dass Gottes Volk seit Jahrtausenden Zeiten des Wartens erträgt.

Im 2. Buch Mose lesen wir, dass „die Ägypter die Söhne Israel mit Gewalt zur Arbeit" zwangen und „ihnen das Leben bitter [machten] durch harte Arbeit an Lehm und an Ziegeln und durch allerlei Arbeit auf dem Feld" (2. Mose 1,13-14). Auf Befehl des Pharaos rissen ägyptische Soldaten Müttern ihre männlichen Säuglinge aus den Armen und ertränkten sie im Nil (2. Mose 1,15-16). Diese Misshandlung dauerte über *Generationen* an. Wie eindringlich muss das Volk nach Erleichterung geschrien haben!

In seiner Treue erinnerte sich Gott an sein Volk und befreite es mithilfe von Plagen, Feuer und einem geteilten Meer. Doch als sie endlich die Freiheit geschmeckt hatten, beteten die Israeliten das Werk ihrer eigenen Hände an und nicht Gott. Zur Strafe wanderten sie 40 Jahre lang in der Wüste umher und mussten erneut eine lange Zeit des Wartens über sich ergehen lassen, dieses Mal auf die Erlösung aus dem Exil im Staub.

Jahrhunderte später, nachdem sie von Babylon erobert worden waren, warteten die Israeliten 70 Jahre lang auf ihre Rückkehr nach Jerusalem. Nach ihrer Heimkehr folgten *400 Jahre* der Stille. Keine Propheten verkündeten etwas. Keine neuen Versprechen weckten Hoffnungen. Vier Jahrhunderte lang hielt Israel den Atem an, stöhnte unter der Unterdrückung durch die aufeinanderfolgenden Eroberer und wartete auf die Erfüllung der Verheißung Gottes aus längst vergangenen Zeiten: das Kommen des in Bethlehem geborenen Messias (Micha 5,2), den Gott senden würde, um „zu verbinden, die gebrochenen Herzens sind, Freilassung auszurufen den Gefangenen" (Jesaja 61,1).

So viele Jahrhunderte später teilen wir ihre Sehnsucht. Wir warten nicht in dürren Einöden oder zwischen zerbröckelten Steinen, sondern auf OP-Tischen, auf Liegen und in den seltsamen, sterilen Räumen, die unsere Sorgen beherbergen.

Sie warteten darauf, dass Jesus kommen würde. Wir warten darauf, dass er wiederkommt.

Warten auf unsere selige Hoffnung

Während wir die Stunden des Wartens mit Gebet überbrücken, bietet uns Gott diesseits des Kreuzes einen Brunnen an, aus dem nicht einmal die Patriarchen trinken konnten. Während das Volk Gottes im Alten Testament auf die verheißene Erlösung wartete, freuen wir uns über die *erfüllte* Erlösung. Sie hofften auf den Messias, aber wir *kennen* ihn. Durch die Evangelien können wir die Details seines wundersamen Wirkens erkennen. Wir sehen ihn an jenem blutigen Stamm hängen, den Himmel im Sog des Geschehens verdunkelt ... Und dann sehen wir ihn als den Auferstandenen, der unter denen wandelt, die er liebt, der von den Fischen kostet, der sich in den Himmel erhebt, um die Heerscharen seine Herrlichkeit bejubeln zu lassen.

Wenn wir in die Nacht starren und die Uhrzeiger drängen, ihre Bahnen zu beschleunigen, können wir Hoffnung aus der Wahrheit schöpfen, dass unsere gegenwärtigen Ängste, wie sehr sie uns auch aufregen, flüchtige Dämpfe sind. Paulus erinnert uns: „Das schnell vorübergehende Leichte unserer Bedrängnis bewirkt uns ein über die Maßen überreiches, ewiges Gewicht von Herrlichkeit, da wir nicht das Sichtbare anschauen, sondern das Unsichtbare; denn das Sichtbare ist zeitlich, das Unsichtbare aber ewig" (2. Korinther 4,17-18). Das ewig Unsichtbare, auf das wir warten, ist nichts Geringeres als die *immerwährende Gegenwart unseres liebenden Gottes,* für uns gesichert durch einen, der vor 2000 Jahren durch Jerusalem ging. Während wir die Hände ringen oder erneut den Alarmknopf drücken oder die Tage zählen, bis wir endlich wieder nach Hause können, warten wir als Kinder Gottes (Johannes 1,12) auf „die glückselige Hoffnung und Erscheinung der Herrlichkeit unseres großen Gottes und Retters Jesus Christus ... Der hat sich selbst für uns gegeben, damit er uns loskaufte von aller Gesetzlosigkeit" (Titus 2,13-14).

Vorerst heißt es warten. Stunden und Tage ziehen sich in die Länge. Die Zeit schreitet voran. Aber angesichts der Verheißung unserer gesegneten Hoffnung sind diese Momente nur flüchtig, eine Rauchfahne, die verschwinden wird.

Wenn Christus wiederkommt, wird jeder Riss in unseren müden Herzen versiegelt. Unsere schmerzenden Körper mit all ihren Fehlfunktionen werden neu gemacht werden (1. Korinther 15,49; Offenbarung 21,4). Wir werden für immer bei Gott wohnen, dessen Liebe alles Gute hervorbringt (Markus 10,18).

Die Zeiten des Wartens zermürben uns. Das langsame Verstreichen der Zeit verspottet uns. Aber Christus kommt. Und wenn er wiederkommt, wird er die Zeit selbst erneuern.

15.

Gott erweist uns seine Liebe

Gott aber erweist seine Liebe zu uns darin,
dass Christus, als wir noch Sünder waren,
für uns gestorben ist.
RÖMER 5,8

Ein schreckliches Jahr lang fühlte sich das Leben für mich an wie
Sterben.

Nachdem ich Gott den Rücken gekehrt hatte, hatte ich keinen Anspruch mehr auf Hoffnung. Nichts konnte mir Halt geben, wenn ich im Krankenhaus routinemäßig Leid erlebte. Ich
erkannte keinen Sinn, konnte in den dunklen Momenten keinen
Hoffnungsschimmer und keine Gnade erkennen. Ich sah, wie
schrecklich das alles, das allgegenwärtige Leiden war. Ich sah, wie
die Sünde alles ruinierte. Und ich verzweifelte.

Während dieser Wüstenzeit lernte ich Ron kennen.[26] Er war
ein Bär von einem Mann, der Spaghetti liebte, besonders wenn
sie auf überladenen Tellern serviert wurden, weil ihn das an die

---

26 Ich schrieb über Ron (ein Psyeudonym) in „A Critical Care Surgeon Meets the
Great Physician", in: *Christianity Today*, 17. Februar 2017; https://www.chris-
tianitytoday.com/ct/2017/march/critical-care-surgeon-meets-great-physi-
cian.html.

Großzügigkeit seiner italienischen Mutter erinnerte. Sein Lachen war laut und ansteckend. Er kannte auch die Texte von kitschigen Liedern aus den 80ern auswendig, ein Talent, das nicht zu seiner Statur und Präsenz passte.

Ich habe Rons Charakter nicht hautnah miterlebt, sondern erfuhr mehr über ihn durch die Geschichten, die seine Frau und seine erwachsenen Kinder erzählten, als sie Tag für Tag neben ihm Wache hielten. Mitten in der Nacht, nachdem er sich einem Eingriff unterzogen hatte, erlitt er einen Herzstillstand. Sein Puls kehrte nach 20 Minuten Herz-Lungen-Wiederbelebung zurück, aber die lange Zeit ohne Sauerstoff führte zu einer schweren Schädigung des Gehirns. Als ich ihn Wochen später traf, öffnete Ron zwar die Augen, nahm aber seine Umgebung nicht mehr wahr. Neurologen vermuteten, dass er vielleicht irgendwann Objekte mit seinen Augen würde verfolgen können, aber ansonsten nie mehr auf sinnvolle Weise kommunizieren können würde. Sein Herz schlug zwar noch, und seine Lungen atmeten, aber sein dröhnendes Lachen schien für immer verschwunden.

Rons Familie hockte an seinem Bett und betete für ein Wunder, und wann immer ich vorbeikam, um ihn zu untersuchen, baten sie mich um Worte der Hoffnung. Ich hasste es, dass ich ihnen keine zu geben hatte. Wenn ich ihre Blicke auf mir spürte, erröteten meine Wangen. Ich wollte ihnen Trost spenden, aber ich hatte keine Zuversicht, dass der ungestüme, footballbegeisterte, aus ganzem Bauch heraus lachende Mann, den sie so liebten, sie jemals wiedererkennen würde.

Dein Glaube hat dich geheilt

Eines Morgens erschallte ein plötzlicher Reigen von Popsongs aus den 80ern auf der Intensivstation. Ich folgte der Stimme und fand Rons Frau an seinem Bett. Sie trug ein Kreuz von der Größe einer Avocado um den Hals, ein weiteres baumelte über Rons Kopf. Sie hielt seine Hand unter ihrem Kinn und sang, wie es kein Debbie-Gibson-Fan je zuvor getan hatte. Als sie mich eintreten sah, strahlte sie.

„Hi, Dr. Butler!"

„Ist alles in Ordnung?"

„Oh, ja! Ich habe letzte Nacht gebetet und gebetet, und als ich aufwachte, wusste ich, dass alles gut werden würde. Gott hat mir gesagt, dass Ron wieder gesund wird."

Mir sank das Herz. Ich bewunderte ihre Überzeugung und ihren Optimismus, zumal ich beides nicht hatte. Doch die klinischen Daten ihres Mannes deuteten darauf hin, dass *nicht* alles gut werden würde. Außerdem war ich überzeugt, dass der Gott, auf den sie sich stützte, lediglich ein Produkt ihrer Fantasie war.

„Ich hoffe, dass das der Fall ist", sagte ich und versuchte, meine Zweifel zu verbergen.

In der nächsten Woche klammerte sie sich jeden Tag an Ron und sang seine Lieblingslieder. Sie betete laut und rief jedem, der auf der Station an ihr vorbeiging, Segenswünsche zu.

Meine Kollegen und ich versuchten, unsere Sorge zu verbergen. Wie lange würde es dauern, bis diese blinde Hoffnung verpuffte? Worauf würde sie sich stützen, wenn sie sich auflöste? Wir schüttelten die Köpfe und warfen uns gegenseitig Blicke zu, die sagten: *Wie herzzerreißend!*

Eines Nachmittags rief sie nach mir, und ich schleppte mich ins Zimmer, weil ich mich vor dem Gespräch fürchtete. Sie hatte schon so viel durchgemacht, und ich wollte ihren Schmerz nicht noch durch die kalte, gnadenlose Wahrheit verschlimmern.

„Dr. Butler!", rief sie, als ich eintrat. „Er hat den Zeh bewegt, als wir ihn darum baten!"

Das ist so traurig, dachte ich. *Wie kann ich ihr das behutsam erklären?* „Das passiert oft bei Hirnverletzungen", sagte ich vorsichtig. „Das ist auch für uns sehr verwirrend, aber manchmal löst das Rückenmark noch Reflexbewegungen aus, auch wenn das Gehirn ..."

„Nein", beharrte sie. „So war das nicht. Das war echt. Er hat sich bewegt. Er hat mich gehört."

Mir drehte sich der Magen um. Um ihr den Gefallen zu tun, beugte ich mich bis auf wenige Zentimeter an Rons Ohr. „Ron! Bewegen Sie Ihren rechten Zeh!", rief ich.

Nichts.

„Es tut mir leid. Es war wahrscheinlich nur ein Reflex."

„Nein. War es nicht", beharrte sie. „Sehen Sie." Sie legte ihm eine Hand auf die Schulter und schrie ihm denselben Befehl ins Ohr. Er bewegte einen Zeh.

Sie sah mich triumphierend an. Ich wollte mich mit ihr freuen, aber seine MRT-Scans, das mit toten Neuronen verdunkelte Hirngewebe, verdrängten den Erfolgsschimmer vor unseren Augen. „Ich hoffe, dass das was zu bedeuten hat", war alles, was ich murmelnd herausbrachte. Innerlich glaubte ich, dass es das nicht tat.

Am nächsten Tag wandte er ihr den Kopf zu. Das war schwieriger zu ignorieren, aber ich war immer noch nicht überzeugt.

Dann blinzelte er auf Kommando.

Nach einer Woche war er wach.

Nach zwei Wochen saß er auf einem Stuhl.

Tage später deutete er auf seine Magensonde und murmelte die Worte: „Filet Mignon?" Dann lachte er, und sein Luftschlauch stieß einen kräftigen Luftstoß aus.

Unsere Neurologen hatten erwartet, dass Ron im besten Fall gelegentlich bewegte Objekte mit den Blicken verfolgen würde. Niemand war davon ausgegangen, dass er sich so vollständig erholen würde, als ob er nie eine Verletzung erlitten hätte.

Wie konnten wir seine verblüffende Verbesserung erklären? Wie konnten wir die plötzliche Neuverdrahtung der Neuronen begründen, die den Schaden wie die Zeiger einer Uhr zurückdrehten?

Die medizinische Wissenschaft bot keine schlüssigen Antworten. Kein Algorithmus, kein statistisches Modell und keine chemische Verbindung konnte eine Hirnverletzung wie diese reparieren. Kein Lehrbuch bot brillante Methoden, um einer Familie den geliebten Vater und Ehemann wiederzugeben. Unsere behandschuhten Hände – geschickt, aber begrenzt – konnten eine solche Heilung nicht herbeiführen.

Wir nannten seinen Fall einen „Ausreißer". Wir dachten, es sei eine jener seltenen Situationen entgegen jeder Statistik, die den Diagrammen und Hochrechnungen ins Gesicht lachen.

Aber ich erinnerte mich an das Kreuz über seinem Bett. Seine Frau hatte mit solcher Überzeugung gebetet. Im Gefolge dieses Gebetes, angesichts Hunderter Daten, die null Hoffnung zeigten, war sein unverwechselbares Lachen wieder aufgetaucht.

Durch diesen Ausreißer hatte sich eine größere Macht zu erkennen gegeben.

Der Herr ist geduldig mit dir

Ron war durch das Tal des Todesschattens gewandert. In meinem Unglauben und meiner Verzweiflung hatte ich das auch getan. Doch Gott durchbrach die Dunkelheit, und mit einem herrlichen Akt der Barmherzigkeit führte er uns beide zurück in sein Licht.

Meine Verwandlung in diesem Licht war nicht augenblicklich. Obwohl ich die Macht, die ich an Rons Bett erlebt hatte, nicht von der Hand weisen konnte, riefen die Erinnerungen, die mich über ein Jahr lang heimgesucht hatten, immer noch Fragen hervor. *Vielleicht gibt es Gott wirklich*, räumte ich ein. *Aber kann man angesichts von so viel Leid behaupten, dass er gut ist?*

Zu meiner Schande muss ich zugeben, dass ich trotz der Gebete, die Rons Frau im Namen Jesu gesprochen hatte, zunächst anderswo nach Antworten suchte. Ich nahm an, meine kulturelle Vertrautheit mit dem Christentum würde bedeuten, dass ich es bereits „kannte". In einer dreisten Zurschaustellung von Arroganz suchte ich Antworten nicht in der Bibel, sondern in der Bhagavad Gita, im Koran, in den weitläufigen Philosophien des Hinduismus und beim achtfachen Pfad des Buddhismus (einer atheistischen Religion!) und nicht bei dem Gott, der sich mir auf der Intensivstation offenbart hatte.

Natürlich fand ich ihn in keiner dieser Traditionen. Ich fand weise Einsichten und einige treffende Beobachtungen, aber durch alle Texte zog sich die Behauptung, dass wir durch Meditation oder Unterwerfung oder gute Werke unsere eigene Rechtschaffenheit erreichen könnten.

Ich hatte in der Notaufnahme genug gesehen, um zu wissen, dass die Menschheit dem Untergang geweiht wäre, wenn unsere Rettung von unseren eigenen Anstrengungen abhinge. Es gibt ein Element des Chaos in der Welt, das ich zu der Zeit nicht verstand, aber täglich sah. Während meiner langen Nachtschichten musste ich mit ansehen, wie Krankheiten und Unfälle das Leben zahlreicher Menschen forderten, die ihre Zeit und ihre Talente der Verbesserung der Welt gewidmet hatten. Sie mühten sich ab, schwitzten, kämpften und opferten sich auf, klammerten sich an

Träume von Wohltätigkeit und Fortschritt und kamen doch alle auf Tragen durch dieselben Schiebetüren, ohne Kontrolle darüber, ob sie leben oder sterben würden. Ihre persönlichen Bemühungen, ein rechtschaffenes Leben zu führen, konnten den Bus nicht aufhalten, der auf sie zuraste, oder sie davor bewahren, vom Balkon zu stürzen.

Selbst ein flüchtiger Rundumblick durch die Geschichte zeigt, dass schon immer ein perverses Chaos die Bemühungen der Menschheit zu durchkreuzen schien. Die Dampfmaschine revolutionierte unsere Fähigkeit zu produzieren und zu reisen, aber sie steigerte auch die Nachfrage nach Kohle so sehr, dass Tausende von Bergarbeitern durch Unfälle, Erstickung und schwarze Lungen starben. Nach der Erfindung der Baumwollentkörnungsmaschine stieg die Produktion in Amerika sprunghaft an, aber damit auch die Abscheulichkeit der Sklaverei. Es scheint eine Lebensregel zu sein, dass sich aus unseren guten Absichten schreckliche Konsequenzen ergeben.

Diese Gesetzmäßigkeit ist natürlich die Sünde. Ich kannte ihren Namen nicht, weil ich Christus nicht kannte. Aber ich hatte genug von ihrer Bosheit gesehen, um zu wissen, dass wir sie nicht allein besiegen konnten. Sie hatte sich in zu viele menschliche Herzen eingegraben und die Hände von zu vielen verbrannt, die sich gegen sie auflehnten. Ich wusste, wir brauchten einen Erlöser.

Gott, der langmütig, geduldig und barmherzig mit mir war, nachdem ich ihn so lange verleugnet hatte (2. Petrus 3,9), bereitete mein Herz und meinen Verstand darauf vor, zu verstehen, wer dieser Erlöser ist.

Gott zeigt seine Liebe zu uns

Während meines Kampfes mit Depressionen widerstand ich über ein Jahr lang dem Drängen meines Mannes Scott, ihn in die Gemeinde zu begleiten. Bei den seltenen Gelegenheiten, bei denen ich doch einwilligte und teilnahm, blieb ich in meinem Unglauben standhaft. Während die anderen Gemeindemitglieder das Wort rezitierten, beteten und Lieder sangen, saß ich mit verschränkten Armen, mit trotzigem Blick und in Skepsis verankerten Gedanken da.

Trotzdem drängte Scott mich, in der Bibel zu lesen. Meine Antwort war stets ein klares Nein – bis ich Zeuge von Rons Genesung auf der Intensivstation wurde. Gott sei Dank brach sein Geist durch diesen Segen die Stahlklammern auf, die meinen Verstand fest umklammerten. Ich holte eine Bibel aus unserem Regal, die ich während des Studiums vor über einem Jahrzehnt aus einer Laune heraus gekauft hatte. Staub überzog den weinroten Einband, und der Buchrücken knackte buchstäblich beim ersten Öffnen. Ihr Gewicht in meinem Schoß fühlte sich neu und fremd an.

Ich begann am späten Vormittag mit der Lektüre, den Stift in der Hand. Die Wintersonne schien ins Zimmer, und ich saß gemütlich in einem Sessel, nach einem kurzen Nickerchen nach der Nachtschicht und einer Dusche. Auf Scotts Empfehlung hin las ich die vier Evangelien, dann den Römerbrief.

Als ich mich von der Lektüre löste, war die Januarsonne bereits hinter dem Horizont verschwunden und zauberte rosa und lila Streifen am Himmel. Ich saß immer noch im Sessel, als die Nacht schon fortgeschritten war, starrte in die Dunkelheit, und mein Herz schwoll an.

Er ist für uns gestorben, dachte ich wieder und wieder. *Gott kennt unser Leiden. Er sandte seinen Sohn, der für uns starb und*

uns davon befreite und uns vor der Strafe bewahrte, die uns zusteht –
auch wenn wir das nicht verdient haben. So sehr liebt uns Gott.

Ich schaltete das Licht an und las Römer 5 wieder und wieder:

Da wir nun gerechtfertigt worden sind aus Glauben, so haben
wir Frieden mit Gott durch unseren Herrn Jesus Christus,
durch den wir im Glauben auch Zugang erhalten haben zu
dieser Gnade, in der wir stehen, und rühmen uns aufgrund
der Hoffnung der Herrlichkeit Gottes. Nicht allein aber das,
sondern wir rühmen uns auch in den Bedrängnissen, da wir
wissen, dass die Bedrängnis Ausharren bewirkt, das Aus-
harren aber Bewährung, die Bewährung aber Hoffnung; die
Hoffnung aber lässt nicht zuschanden werden, denn die Lie-
be Gottes ist ausgegossen in unsere Herzen durch den Heili-
gen Geist, der uns gegeben worden ist. Denn Christus ist, als
wir noch kraftlos waren – noch zum damaligen Zeitpunkt –,
für Gottlose gestorben. Denn kaum wird jemand für einen
Gerechten sterben; denn für den Gütigen mag vielleicht je-
mand auch zu sterben wagen. Gott aber erweist seine Liebe
zu uns darin, dass Christus, als wir noch Sünder waren, für
uns gestorben ist. (Römer 5,1-8)

Der Gott, der die Fäden der Materie zusammenwebte, wurde
einer von uns. Er erniedrigte sich selbst und wählte eine Krippe
als Bett, obwohl er Anspruch auf einen Thron hat. Er heilte
Menschen und betete für die, die ihn verfolgten (Lukas 22,51;
23,34). Er ertrug auch Elend und Folter und die finsteren, bös-
willigen Prügel des Bösen. Er tat das für uns, um mit seiner un-
ermesslichen Liebe Zeit und Raum zu überwinden und in unsere
schwachen Herzen einzudringen.

Krankheit, Schmerz und Tod sind die verabscheuungswürdigen Früchte des Sündenfalls, und sie brechen uns täglich entzwei. Aber in Christus haben wir Hoffnung. Er hat auch gelitten. Er versteht. Er trug unsere Wunden, um das größte Kunststück zu vollbringen, das die Welt je gesehen hat: die Wiederherstellung der sündigen, verdorbenen, gefallenen Menschheit mit unserem himmlischen Vater. Obwohl uns jetzt Tragödien erschüttern, *werden unsere Tränen nicht für immer fließen.* Er hat das Böse besiegt, das unseren Schmerz erzeugt. Wenn er wiederkommt, werden die Früchte der Sünde – die Schusswunden, die Hirnverletzungen, die Trauer, die Verzweiflung auf den Brückengeländern – für immer vom Angesicht der Erde verschwinden.

In Christus beansprucht Gott dich als sein Eigentum. Selbst wenn sich die Verzweiflung wie ein Schraubstock um dein Herz legt, kann sie dich nicht aus seiner Liebe reißen. Sie kann dir deinen Status als Gottes Adoptivkind nicht streitig machen. „Denn ich bin überzeugt, dass weder Tod noch Leben, weder Engel noch Gewalten, weder Gegenwärtiges noch Zukünftiges, noch Mächte, weder Höhe noch Tiefe, noch irgendein anderes Geschöpf uns wird scheiden können von der Liebe Gottes, die in Christus Jesus ist, unserem Herrn" (Römer 8,38-39).

Diesseits des Sündenfalls, während die Sünde weltweit ihr Unheil anrichtet, quälen uns im Dunkeln der Nacht Fragen. Wir beißen die Zähne zusammen gegen den Schmerz. Wir versinken in Melancholie.

Aber keine Frage, kein Schmerz und keine Trübsal kann ungeschehen machen, was Christus vollbracht hat. Er ist für uns gestorben. Er wurde wiederauferweckt. Durch dieses Evangelium bietet er einen Hoffnungsschimmer, wie ihn die Welt noch nie gesehen hat.

Und diese Hoffnung, das Nachglühen der Liebe Gottes, stärkt uns, wenn unsere Bemühungen scheitern, und gibt dem, was wir nicht verstehen können, einen Sinn.

16.

Dies ist mein Blut

Und er nahm einen Kelch und dankte und gab
ihnen den und sprach: Trinkt alle daraus! Denn
dies ist mein Blut des Bundes, das für viele
vergossen wird zur Vergebung der Sünden.
MATTHÄUS 26,27-28

Sie kam auf einer Trage an, umringt von Sanitätern. Der diensthabende Notarzt beobachtete die Szene mit ernster Miene von
der Tür aus, die Arme vor der Brust verschränkt. Nachdem
er einen Moment lang nur dagestanden und zugesehen hatte,
beugte er sich zu mir und sagte: „Sie sieht aus, als würde sie
verbluten."

Selbst ich, damals noch eine naive Praktikantin, konnte sehen,
dass er recht hatte. Der Blutverlust zeigte sich direkt auf ihrer
Haut. Ihr Gesicht war aschfahl, ihre Hände kühl. Schweißperlen
säumten ihren Haaransatz. Sie machte tiefe, schnelle Atemzüge,
und die Überwachung zeigte eine doppelt so hohe Herzfrequenz
wie normal. Als wir sie beim Namen riefen, hob sie kaum die
Augenlider.

Ihr Blutvolumen versiegte. Wenn wir nicht schnell handelten,
würde ihr Leben bald enden.

Das Blut ist das Leben

„Denn das Blut ist die Seele" (5. Mose 12,23). So erinnerte Mose die Israeliten am Vorabend seines Todes, als er sie aufforderte, Gott mit ganzem Herzen, ganzer Seele und ganzer Kraft zu lieben (5. Mose 6,5). Er beabsichtigte damit, sein Volk dazu anzuhalten, die Speisegesetze Israels zu beachten (3. Mose 17,10-11). Doch jeder, der schon einmal Zeuge einer starken Blutung war, kann die Wahrheit seiner Aussage bestätigen.

Wenn der Blutverlust langsam erfolgt, wie bei chronischer Anämie, schwindet deine Leistungsfähigkeit. Treppensteigen erschöpft dich. Bei der kleinsten Anstrengung wird dir schwindelig, und du willst dich nur noch hinlegen, vielleicht auch schlafen. Du zwingst deine Muskeln, eine Arbeit zu verrichten, die einst automatisch ablief, aber nun weigern sie sich mitzumachen.

Wenn die Blutung plötzlich auftritt, ist der Effekt noch dramatischer. Panik ergreift dich. Du zitterst, der Raum dreht sich, und Übelkeit überkommt dich. Du weißt, dass du Hilfe brauchst, kannst aber kaum ein Wort zwischen deinen klappernden Zähnen hervorbringen. Du hast das Gefühl, als würde das Leben aus dir herausfließen, aber du kannst nichts tun, um es zu verhindern.

Die entscheidende Bedeutung des Blutes für die Aufrechterhaltung des Lebens spiegelt Gottes meisterhaftes Design wider. In Filmen verwendet man gefärbten Maissirup als Blut, jedoch besteht die einzige Ähnlichkeit mit der Flüssigkeit in unseren Gefäßen im Aussehen. Das menschliche Blut ist nicht schlammig oder homogen, sondern ein hochkomplexes System, das akribisch kalibriert ist, um jedes Organ im Körper zu unterstützen. Die Mikroskopie erlaubt uns einen Blick in diese Welt und offenbart, dass sich Gottes Majestät – so offensichtlich in den riesigen, sternenübersäten Gliedern der Galaxien – mit gleicher Inbrunst in den Vertiefungen unserer eigenen Adern bemerkbar macht.

Wir verdanken unsere Fähigkeit, über ein mathematisches Problem nachzudenken, ein Kind zu umarmen, eine leckere Mousse zu schmecken und einem davonrollenden Ball hinterherzurennen, dem Blut, das mit jedem Herzschlag pulsiert und Leben spendenden Sauerstoff verteilt, während unsere Gedanken ganz woanders weilen. Obwohl Wasser mehr als 90 Prozent unseres Blutvolumens ausmacht, treiben in diesem Meer *Billionen* von roten Blutkörperchen, von denen jedes einzelne im ganzen Körper Sauerstoff bindet, transportiert und wieder abgibt. Ein Protein auf der Oberfläche eines einzelnen roten Blutkörperchens ist perfekt konfiguriert, um vier Sauerstoffmoleküle zu binden, und gibt sie wieder ab, wenn es auf Gewebe mit hohem Kohlendioxidgehalt trifft. Durch diesen Zyklus von Bindung, Transport und Abgabe liefert das Blut kontinuierlich Sauerstoff zu den Organen, die ihn am meisten benötigen. Dieser Sauerstoff wiederum ist für die Zellen unverzichtbar, die alle lebensnotwendigen Reaktionen ermöglichen. Wenn sich der Blutfluss verlangsamt, geraten unsere Organe ins Stocken. Die Prozesse kommen zum Stillstand. Das Gewebe wird erst aschfahl, dann schwarz. Wenn das Blut versiegt, hört das Leben auf.

Doch selbst dieses entscheidende Zusammenspiel zwischen roten Blutkörperchen und Sauerstoff erzählt nicht die ganze Geschichte. Gott hat unsere Blutgefäße als ein System von Transportwegen entworfen, mit Blut als Transportmittel. Medikamente, Nährstoffe und Hormone fließen durch unsere Arterien. Weiße Blutkörperchen wandern durch dieses riesige Netzwerk, um eindringende Bakterien und Viren zu bekämpfen.

Gerinnungsfaktoren und Blutplättchen im Blut stoppen Blutungen. Sogar die genaue Konzentration von Salzen in unserem Blutkreislauf ist essenziell; diese unterstützen, wenn sie im Gleichgewicht sind, das Gehirn und das Herz und lösen Krampfanfälle und Herzstillstand aus, wenn sie aus dem Gleichgewicht geraten. Jedem, der ins Krankenhaus eingeliefert wird, wird bei der Ankunft in der Notaufnahme Blut abgenommen. Oder frühmorgens vor der Visite, denn im Blut stecken die Anzeichen für unser Wohlbefinden und unsere Krankheit, für Genesung und Verfall. Unsere eigenen medizinischen Möglichkeiten verblassen im Vergleich zu diesem eleganten System. Wie in Kapitel 3 erwähnt, können wir verlorenes Blut weder reproduzieren noch perfekt ersetzen. Stattdessen sind wir auf gespendetes Blut angewiesen, das wir in seine Anteile aufspalten, mit Konservierungsstoffen mischen und kühlen. Wenn du jemals eine Transfusion erhalten oder jemanden gepflegt hast, der blutet, hast du vielleicht diese gekühlten Plastikpakete angefasst und selbst erlebt, wie mittelprächtig ihre Wirkung im Vergleich zum echten Lebenssaft ist, der durch unsere Venen pulsiert. Zu viele Transfusionen roter Blutkörperchen ohne entsprechende Dosierung von Gerinnungsfaktoren führen zu einer stärkeren Blutung. Schnittflächen und Einstichstellen beginnen zu nässen, und das Blut verdünnt sich, bis es die Konsistenz von Wasser hat. Unser Kalium- und Säurespiegel kann zu stark ansteigen und unser Kalziumspiegel zu stark absinken, was die Nerven, das Herz und die darin enthaltenen Enzyme gefährdet. Transfundiertes Blut betäubt unsere Immunzellen und verformt sie, bis sie sich in den Kapillaren festsetzen. Das Wunder, das durch unsere Venen strömt, ist lebenswichtig und doch so komplex und ausgeklügelt, dass wir seine Wirkungsweise kaum erahnen können.

Unserem Blut verdanken wir unsere Fähigkeiten zu laufen, zu träumen, zu lieben, zu lachen, einen Satz zu schreiben und einen Ball zu fangen.

Christus verdanken wir unsere Stellung vor einem heiligen Gott als geliebt, geschätzt, erneuert, reingewaschen und gerecht.

Das Blut erwirkt Sühnung

Seit dem Garten Eden sind wir Gott unser Lebensblut schuldig. Das Opfersystem des Alten Testaments klingt in unseren modernen Ohren brutal, aber es war eine Folge der Gnade Gottes, durch die die Gerechtigkeit aufrechterhalten werden konnte und den Israeliten ein Weg zur Umkehr eröffnet wurde. „Denn der Lohn der Sünde ist der Tod" (Römer 6,23), und ohne Gottes souveräne Gnade würde uns dieser Lohn als Strafe für unsere Sünden verschlingen. „Denn die Seele des Fleisches ist im Blut", erklärt Gott dem Mose, „und ich selbst habe es euch auf den Altar gegeben, Sühnung für eure Seelen zu erwirken. Denn das Blut ist es, das Sühnung tut durch die Seele in ihm" (3. Mose 17,11). Im Hebräerbrief lesen wir: „Und fast alle Dinge werden mit Blut gereinigt nach dem Gesetz, und ohne Blutvergießen gibt es keine Vergebung" (Hebräer 9,22). Sünde schändet die Seelen der ganzen Menschheit, aber schon in den Tagen der Patriarchen ebnete Gott einen Weg zur Vergebung: das Blut eines Tieres auf dem Altar statt des ihren.

Im 2. Buch Mose rettete Gott sein Volk durch das gleiche Opferblut an ihren Türpfosten. Als der Todesengel über Ägypten hinwegfegte, verschonte das Blut eines Lammes „ohne Fehler" Gottes Volk (2. Mose 12,5). „Aber das Blut soll für euch zum Zeichen an den Häusern werden, in denen ihr seid", lesen wir in Vers 13. „Und wenn ich das Blut sehe, dann werde ich an euch vorübergehen: So wird keine Plage, die Verderben bringt, unter euch sein, wenn ich das Land Ägypten schlage." Im Gehorsam gegenüber Gottes Gebot feierten die Israeliten in den folgenden Generationen das Passahfest (2. Mose 12,14), um sich daran zu erinnern, dass „der HERR die Söhne Israel, nach ihren Heerscharen geordnet, aus dem Land Ägypten" (V. 51) herausgeführt hatte. Das Blut des Lammes, das an ihrer Stelle starb, schenkte dem versklavten Volk Gottes Gnade und Leben. Das Zeichen an ihrer Türschwelle sicherte ihnen die Früchte der Gnade Gottes.

Das Blut des Lammes hat sie frei gemacht.

Dies ist mein Blut

Gottes Versorgung seines Volkes während des Exodus war ein Vorgeschmack auf den größeren Exodus (Lukas 9,31), der Jahrtausende später in Jerusalem vollzogen werden würde. Beim Passahfest rettete Gott die erstgeborenen Söhne Israels. Nach einem weiteren Passahmahl würde er seinen eigenen erstgeborenen Sohn geben, um die ganze Welt zu retten. „Denn so hat Gott die Welt geliebt, dass er seinen einzigen Sohn gab, damit jeder, der an ihn glaubt, nicht verloren geht, sondern ewiges Leben hat" (Johannes 3,16).

Jesus ist das wahre Opferlamm. Während des Auszugs rettete das Blut der makellosen Lämmer das Volk Gottes vor dem drohenden Tod und befreite es aus der Sklaverei. Am Kreuz rettete das Blut Christi uns vor dem endgültigen Tod und befreite uns aus unserer Knechtschaft der Sünde (Johannes 8,34-36). Jesus selbst erklärte kurz vor seinem grausamen Tod, während er mit seinen engsten Vertrauten das Passahmahl teilte, dass er sein Leben hingeben würde, um uns ewiges Leben zu sichern: „Und er nahm einen Kelch und dankte und gab ihnen den und sprach: Trinkt alle daraus! Denn dies ist mein Blut des Bundes, das für viele vergossen wird zur Vergebung der Sünden" (Matthäus 26,27-28).

Jesus blutete an unserer Stelle und gab sein Leben „als Lösegeld für viele" (Matthäus 20,28). Er war das makellose Lamm, lebte in vollkommenem Gehorsam gegenüber dem Vater und war im Tod die vollkommene Erfüllung der alttestamentlichen Prophezeiungen, bis hin zur Unversehrtheit seiner Gebeine: „Als sie aber zu Jesus kamen und sahen, dass er schon gestorben war, brachen sie ihm die Beine nicht ... Denn dies geschah, damit die Schrift erfüllt wurde: ‚Kein Bein von ihm wird zerbrochen werden‘" (Johannes 19,33.36; vgl. Psalm 34,21). Gottes eigener Sohn gab freiwillig sein Leben für uns, um uns vor dem grausamen Schicksal zu retten, das unsere Sünden uns bescheren würde. Er opferte sein eigenes Blut für unsere Türpfosten. Wie Petrus schreibt: „Denn ihr wisst, dass ihr nicht mit vergänglichen Dingen, mit Silber oder Gold, erlöst worden seid von eurem eitlen, von den Vätern überlieferten Wandel, sondern mit dem kostbaren Blut Christi als eines Lammes ohne Fehler und ohne Flecken" (1. Petrus 1,18-19). Jesus hat sein eigenes, Leben spendendes Blut für uns vergossen und uns dadurch mit ewigem Leben gesalbt.

Welch wunderbare Liebe

Wie erstaunlich die Liebe Gottes doch ist! Er hat sich erniedrigt, um unter uns zu leben. Wie wundersam ist es, dass derjenige, durch den die Himmel und die Meere geschaffen wurden, sich so demütigte, damit er uns die Hände auflegen konnte. Wie ehrfurchtgebietend ist unser Gott, dass sein Sohn, die Ausstrahlung seiner Herrlichkeit (Hebräer 1,3), uns so mit Barmherzigkeit überschüttet und sein eigenes Blut vergießt, wo eigentlich unseres fällig wäre? Und mit welchem Jubel können wir uns freuen, da wir wissen, dass wir durch sein Blut geheilt sind! „Denn wenn das Blut von Böcken und Stieren und die

Asche einer jungen Kuh, auf die Unreinen gesprengt, zur Reinheit des Fleisches heiligt, wie viel mehr wird das Blut des Christus, der sich selbst durch den ewigen Geist als Opfer ohne Fehler Gott dargebracht hat, euer Gewissen reinigen von toten Werken, damit ihr dem lebendigen Gott dient" (Hebräer 9,13-14). Wenn dich zum hundertsten Mal ein Nadelstich mitten in der Nacht weckt und du bei dem Schmerz zusammenzuckst, wenn die Wärme aus dir herausströmt, um ein synthetisches Röhrchen zu füllen, dann erinnere dich an das kostbare Blut Christi. Denn „in ihm haben wir die Erlösung durch sein Blut, die Vergebung der Vergehungen, nach dem Reichtum seiner Gnade" (Epheser 1,7).

Wenn du andere pflegst und eine weitere Transfusion mit abgepackten roten Blutkörperchen anhängst oder Druck auf eine Wunde ausübst, um die Blutung zu stoppen, schöpfe Mut aus dem, was Gott durch Christus getan hat: „Denn mit ganzer Fülle wollte Gott in ihm wohnen und durch ihn alles mit ihm versöhnen. Durch sein am Kreuz vergossenes Blut machte er Frieden, sei es für die auf der Erde oder im Himmel" (Kolosser 1,19-20; NeÜ).

Das Blut, das in dir fließt, treibt das Leben an, damit du atmen, denken und lieben kannst. Aber das Blut des Lammes, das für dich vergossen wurde, segnet dich mit ewigem Leben.

Himmlischer Vater, du lenkst die Ebbe und Flut des Lebens in uns. Wie du unser Blut mit Leben füllst, so hast du auch deinen Sohn gegeben, damit wir in seinem Blut gereinigt und von dir mit seiner Gerechtigkeit bekleidet werden. Wir loben dich und danken dir, dass du uns so sehr geliebt hast, dass du deinen einzigen Sohn, das makellose Lamm, gesandt hast, um uns mit seinem kostbaren Blut zu erlösen. Alle Herrlichkeit und Ehre sei mit dir, in Ewigkeit! Amen.

17.

Aus der Finsternis gerufen

Aber ihr seid ein ausgewähltes Geschlecht,
eine königliche Priesterschaft, ein heiliges Volk,
das Gott sich selbst erworben hat.
Er hat euch aus der Finsternis
in sein wunderbares Licht gerufen.
1. Petrus 2,9 (NEÜ)

Als er in der Notaufnahme ankam, hatte seine Haut die Farbe einer Auster, seine Lippen waren blau. Er reagierte kaum, wenn man ihn beim Namen rief oder ihm über die Brust rieb. Er war ein junger Mann in der Blüte des Lebens, und er stand unter Schock.

Er war professioneller Skifahrer. Während eines Wettkampfs, für den er als klarer Favorit gehandelt wurde, verlor er auf der Abfahrt die Kontrolle, wurde zehn Meter von der Piste geschleudert und rollte wie ein Ball einen Hügel hinunter, bis ein Baumstamm seinen Sturz jäh zum Stillstand brachte. Als die Sanitäter ihn fanden, leugnete er jegliche Schmerzen, wiederholte aber immer wieder mit vor Panik angespannter Stimme, dass er seine Gliedmaßen nicht bewegen könne.

Das Traumazentrum erwachte aus dem Dornröschenschlaf, als wir emsig versuchten, sein Leben zu retten. Wir legten ihm einen Schlauch in die Luftröhre und einen weiteren in den

Brustkorb, um die Lunge, die kollabiert war und wie eine zerknitterte Einkaufstüte aussah, wieder zu stabilisieren.

Ein Katheter, der in eine Vene beim Handgelenk eingeführt wurde, diente als Zuleitung für die Blutabnahme und Überwachungsgeräte. Weitere Katheter wurden als Eingänge für Flüssigkeit und Medikamente benötigt, die wir ihm einflößten, um sein Blutvolumen zu vergrößern und seine Gefäße zu verengen.

Allmählich bekam seine Haut wieder Farbe, und seine Extremitäten erwärmten sich. Seine Sauerstoffwerte und sein Blutdruck stiegen auf lebenserhaltende Werte. Unsere Schultern entspannten sich ein wenig, und unsere eigene Atmung verlangsamte sich.

Doch die Strapazen waren für diesen jungen Mann noch lange nicht vorbei. Ein CT-Scan bestätigte, was wir befürchtet hatten: Der Unfall hatte seine Wirbelsäule in Höhe des Genicks zertrümmert. Wie aneinander vorbeigeschobene Blöcke waren die oberen Wirbel nach vorne gerutscht, drückten sein Rückenmark zusammen und drohten, es zu durchtrennen, wenn wir die Frakturen nicht reparierten. Die Hektik begann von vorne, als die Neurochirurgen ihn in den Operationssaal schoben.

Tage später lag er in einem Bett auf der Intensivstation, seine Wirbelsäule war mit Metallschrauben und Stäben fixiert. Die Schläuche waren aus seinem Mund und seiner Brust verschwunden, und er konnte frei sprechen. Die Bedrohung für sein Leben war vorbei.

Aber er freute sich nicht. Wir hatten zwar sein Leben retten können, nicht aber sein Rückenmark, und er blieb von den Schultern abwärts gelähmt. Stunde um Stunde starrte er an die Decke, sein Gesicht war ausdruckslos, sein Gemütszustand abgestumpft, und seine Gliedmaßen lagen nutzlos und schlaff auf dem Bett. Bei den morgendlichen Untersuchungen antwortete er mit „Ja" oder „Nein", sagte aber sonst wenig.

Eines Tages bat uns die ihm zugeteilte Krankenschwester um ein vertrauliches Gespräch. Sie sah erschüttert aus.

„Ich habe ihm angeboten, ihm die Zähne zu putzen, und da ist er plötzlich in Tränen ausgebrochen", erzählte sie. „Er sagt, alles, was ihm wichtig ist, sei weg. Ich meine, kann man es ihm verübeln? Er war doch Ski-Profi, oder? Aber ich weiß nicht, was ich tun soll, oder wie ich ihm helfen kann. Er sagt, er weiß nicht mehr, wer er ist."

Ich bin verloren

Obwohl wenige Erfahrungen so einschneidend sind wie eine Querschnittslähmung, hallen Ausbrüche wie der dieses jungen Mannes in jedem Krankenhausflur wider. Wenn wir einen Unfall haben oder plötzlich schwer erkranken, beten wir zunächst für unser Überleben. In unserer Verzweiflung flehen wir den Herrn um Rettung an und darum, unseren Ärzten Weisheit zu geben, um weitere Tage auf dieser Erde zu gewinnen. Wenn wir überleben, sprudeln wir vor Dankbarkeit.

Doch mit der Zeit legt sich der Staub. Wir starren entgeistert auf unsere fremde Umgebung und stellen fest, dass sich das Leben, durch das wir einst, ohne groß nachzudenken, schlenderten, in Luft aufgelöst hat. Die Bilder, die wir für selbstverständlich hielten, sind verbrannt, ihre Ränder kräuseln sich, die Dinge, die wir am meisten schätzten, zerfallen zu Asche.

Vielleicht hast du einen solchen Schicksalsschlag erlebt. Vielleicht hast du einen Schlaganfall überlebt, kannst aber nicht mehr laufen. Oder du hast nach einer Operation scheinbar endlose Komplikationen überstanden, nur um dann nach Hause zurückzukehren und von einer Magensonde abhängig zu sein. Du wirst nie wieder die Geschmäcker genießen können, die wertvolle Erinnerungen an zu Hause darstellen. Vielleicht hast du ein neues Gelenk bekommen und musstest danach monatelang wieder laufen lernen. Vielleicht zittert und schwankt dein Körper täglich, deine Muskeln und Knochen hindern dich an den grundlegenden Freuden, die dem Leben einen Sinn geben. In der Zwischenzeit sehnst du dich immer noch danach, wieder angeln zu gehen, am Meer entlangzuwandern oder ein Kleinkind mit klebrigem Mündchen hochzuheben. Du sehnst dich immer noch danach, dich mit den Dingen zu beschäftigen, die dich geprägt haben.

In solchen Momenten können wir aus den Augen verlieren, wer wir sind. Eine Behinderung, die uns körperlich beeinträchtigt, kann genauso auch den Geist verkrüppeln. In den dramatischsten Fällen, wie bei dem jungen Mann, der seinen Sturz auf der Skipiste überlebt hatte, kommt die Erkenntnis, dass sich das Leben verändert hat, schlagartig und ohne Vorwarnung. Die Auswirkungen sind heftig, brutal, wie das Aufreißen einer Wunde. Die Betäubung lässt nach, wir vergießen Tränen der Erleichterung, dass wir überlebt haben und einen weiteren Sonnenaufgang erleben dürfen, aber dann erdrückt uns die volle Last unserer Umstände.

Oder wir verlieren uns allmählich, so wie der Nebel langsam einen Weg verschluckt.

Durch einen solchen Nebel stolperte David während seines letzten Jahres. Über einen Zeitraum von Monaten verschlechterte sich sein Zustand zusehens: Zunächst brauchte er nur gelegentlich einen Inhalator, aber schließlich war er rund um die Uhr von einem Sauerstoffgerät abhängig und konnte nicht einmal mehr ein paar Treppenstufen hinaufsteigen. Anfänglich nahm er diese Rückschläge noch positiv auf und verwies, wie es seine Gabe war, auf Gottes Güte und Barmherzigkeit in allen Dingen. Doch als sich die verpassten Momente zu einem dauerhaften Muster verdichteten, legte sich die Traurigkeit allmählich wie eine Decke über ihn. Als er zugab, dass er nicht mehr zu den monatlichen Abendessen mit unserer Familie kommen konnte, weil er es unsere Eingangstreppe nicht mehr hoch schaffte, oder sich nicht mehr in der Lage sah, vor der Gemeinde sein Zeugnis zu erzählen, waren seine Worte von Trauer durchdrungen. Als er dann seine Kleingruppe auf halber Strecke ihres Studiums der Apostelgeschichte aufgeben musste, verhärtete sich sein Bedauern zu Groll. Seine eigene Identität schien auszufransen, und er rang mit Fragen nach seiner Bestimmung in einer hektischen Welt, in der er sich nicht mehr zurechtfand.

David war mit dieser Erfahrung nicht allein. In meine Erinnerung haben sich die Schreie einer Frau eingeprägt, die ich während meines Medizinstudiums betreute. Diese Patientin krümmte sich auf ihrem Bett und flehte um Hilfe. Die Arterien in ihren Beinen waren so stark verkalkt, dass sie unter ständigen, unerbittlichen Schmerzen litt, und ihre Zehen waren durch die schlechte Durchblutung schwarz. Beide Beine mussten amputiert werden.

Jeden Tag lehnte sie die Operation ab. Es gab keine andere Möglichkeit für sie, aber der Gedanke, ihre Beine und damit für immer die Hoffnung zu verlieren, durch die Straßen New Yorks zu laufen, die ihr Leben seit ihrer Kindheit geprägt hatten, quälte sie noch mehr als der brennende Schmerz, der sie die ganze Nacht wachhielt. Von Sonnenuntergang bis zum Morgengrauen lag sie mit an die Brust gezogenen Beinen da, rieb sich die sterbenden Füße und stöhnte. Wenn unser Team sie dann am Morgen besuchte, flehte sie uns an, ihr diese verschrumpelten, vor Schmerzen brennenden Beine nicht wegzunehmen.

Dann war da die Frau, die nach einem Unfall das Augenlicht verloren hatte und in einer Nachuntersuchung beklagte, dass sie nun den Rest ihres Lebens von anderen abhängig sein würde – für das Zubereiten einer Mahlzeit, das Einkaufen, Überweisungen erledigen –, und sie das Gefühl hatte, einen wichtigen Teil von sich selbst verloren zu haben. Oder die Sängerin, deren Schilddrüsenkrebs zwar geheilt wurde, die aber eine Nervenverletzung erlitt, welche eines ihrer Stimmbänder lähmte und ihren einst glockenhellen Sopran in ein heiseres Krächzen verwandelte. Oder die Frau, deren Freude über die Geburt ihres ersten Kindes durch eine Blutung nach dem Kaiserschnitt zunichtegemacht wurde. Sie klagte über Schwindelgefühl, wurde kurzatmig, und schließlich geriet die Blutung so sehr außer Kontrolle, dass man ihr in einer Not-OP die Gebärmutter entfernen musste, um ihr Leben zu retten. Sie wachte auf, ihr Leben war gerettet, und ihr neugeborenes Baby zappelte quietschvergnügt neben ihr, aber die Tatsache, dass sie keine weiteren Kinder bekommen würde, gab ihr den Rest.

All diese Beispiele zeigen die Macht medizinischer Notfälle, denn sie bedrohen das Verständnis unserer eigenen Identität. Zwar überleben wir eine gesundheitliche Notlage vielleicht, aber jede Katastrophe hinterlässt Spuren. Manche Narben können wir überschminken und dann weitermachen. Andere entstellen uns so sehr, dass wir uns selbst nicht mehr erkennen. Wir treiben benommen durch die Trümmer unseres Lebens und fragen uns, wo wir in den Scherben einen Sinn finden sollen. Wie Jeremia, der durch die Trümmer Jerusalems stolpert, schreien wir auf: „Jetzt bin ich verloren!" (Klagelieder 3,54; NeÜ).

Aus der Dunkelheit berufen

Wenn du voller Entsetzen auf den Scherbenhaufen deines kaputten Lebens blickst, dann darfst du wissen, dass dein Wert von etwas weitaus Dauerhafterem, weitaus Wertvollerem herrührt als von diesen verstreuten Bruchstücken: „Denn der HERR sieht nicht auf das, worauf der Mensch sieht. Denn der Mensch sieht auf das, was vor Augen ist, aber der HERR sieht auf das Herz" (1. Samuel 16,7).

Gott liebt dich nicht weniger, nur weil du auf den Rollstuhl angewiesen bist oder weil du Hilfe brauchst, um zum Arzt zu gehen oder deine Rechnungen zu bezahlen. Er ist nicht besorgt über deine plötzliche Unfähigkeit, dich in deinem Haus zurechtzufinden, oder über deine neue Abhängigkeit von anderen für die Bewältigung des Alltags. Während du im Angesicht eines bis zur Unkenntlichkeit entstellten Lebens taumelst und dem Selbstvertrauen nachtrauerst, das du einst hattest, und der Person, für die du dich gehalten hast, sieht er dich immer noch als seinen geliebten Ebenbildträger an, der in Christus neu gemacht wurde.

Dein Wert ergibt sich nicht aus deiner Selbstständigkeit, deinen Talenten oder deiner Unabhängigkeit. Du kannst ihn nicht durch irgendetwas verdienen, das deine zitternden Hände vollbringen. Vielmehr entspringt dein Wert einzig und allein, vollständig, wunderschön und unveränderlich aus Jesus. Sein Blut für deines. Deine Erneuerung, die in seiner liegt. Deine wahre und wichtigste Identität hat nichts mit der Kraft deiner Glieder oder der Schärfe deines Sehvermögens zu tun, sondern mit der Wahrheit, *dass du ein Ebenbild Gottes bist, von Gott geliebt und durch Christus neu gemacht.*

Denke über folgende Worte von Petrus nach:

Ihr aber seid ein auserwähltes Geschlecht, ein königliches Priestertum, eine heilige Nation, ein Volk zum Besitztum, damit ihr die Tugenden dessen verkündigt, der euch aus der Finsternis zu seinem wunderbaren Licht berufen hat; die ihr einst ‚nicht ein Volk' wart, jetzt aber ein Volk Gottes seid; die ihr ‚nicht Barmherzigkeit empfangen hattet', jetzt aber Barmherzigkeit empfangen habt. (1. Petrus 2,9-10)

Das ist die Wirklichkeit dessen, wer du bist: „Aus der Finsternis zu seinem wunderbaren Licht berufen." Das Licht der Welt hat dich berufen, in seinem Glanz zu wohnen. In Christus bist du erlöst, „nach Gott geschaffen ... in wahrhaftiger Gerechtigkeit und Heiligkeit" (Epheser 4,24). Wenn Gott dich ansieht, selbst in deinem Gelähmtsein, selbst wenn du dich selbst nicht mehr erkennst, sieht er nicht jemanden, der nach einer von der Welt geformten Identität greift. Stattdessen sieht er Rechtschaffenheit und Heiligkeit. Er sieht die Reflexion seines eigenen wunderbaren Lichts.

In Christus schaut Gott dich an und sieht seinen Sohn.

Wie Sonnenlicht, das einen längst vergessenen Raum durchflutet, vertreibt diese Wahrheit alle Schatten, die Gott aus unseren Herzen verdrängen. Vielleicht bist du ein Ehepartner, eine Mutter, ein Vater. Vielleicht ein Anwalt, ein Lehrer, ein Busfahrer. Aber zuallererst bist du in Christus ein Kind Gottes. Paulus schreibt:

„Denn in Christus hat er uns schon vor Gründung der Welt erwählt, einmal heilig und tadellos vor ihm zu stehen. Und aus Liebe hat er uns schon damals dazu bestimmt, durch Jesus Christus seine Kinder zu werden. Das war sein eigener gnädiger Wille, und es dient zum Lob seiner herrlichen

Gnade, mit der er uns durch seinen geliebten Sohn beschenkt hat.“ (Epheser 1,4-6)

Halte dich an dieser Wahrheit fest, wenn sich Schritte, die dir Jahrzehnte lang selbstverständlich waren, jetzt als anstrengend erweisen. Schwelge darin, wenn die Person, für die du dich immer gehalten hast, nur noch eine ferne Erinnerung zu sein scheint. Wenn sich die Tage vor dir ausbreiten wie ein im Nebel verschwindender Weg – das Ziel unklar, die Reise düster – dann wage es, dich zu freuen, dass alle Identifikationsmerkmale vor dem verblassen, wer du in Christus bist. Sieh dir noch einmal die Aussage von Johannes an: „Seht, welch eine Liebe uns der Vater gegeben hat, dass wir Kinder Gottes heißen sollen! Und wir sind es“ (1. Johannes 3,1).

Als Nachfolger Christi ist deine Identität, jetzt und für immer, die eines Menschen, der aus der Finsternis in sein heiliges Licht gerufen wurde. Jesus sagte: „Ich bin das Licht der Welt; wer mir nachfolgt, wird nicht in der Finsternis wandeln, sondern wird das Licht des Lebens haben“ (Johannes 8,12). Durch dieses Licht wirst du in das Ebenbild von Gottes Sohn verwandelt. Durch dieses Licht hüllt Gott dich in seine Liebe ein. Und nichts – weder Krankheit noch Tod, weder eine Sprachstörung noch eine verkrüppelte Gliedmaße – kann dieses Licht auslöschen oder dich von seinem Glanz abschirmen (Römer 8,38-39).

18.

Lebendiges Wasser

Wer aber von dem Wasser trinken wird,
das ich ihm geben werde, den wird nicht
dürsten in Ewigkeit; sondern das Wasser, das
ich ihm geben werde, wird in ihm eine Quelle
Wassers werden, das ins ewige Leben quillt.

JOHANNES 4,14

Im Jahr 1972 waren die Astronauten der Raumsonde Apollo 17 auf dem Weg zum Mond und fotografierten die Erde im strahlenden Sonnenlicht. Auf dem Bild lugt Madagaskar unter Wolkenwirbeln hervor, während das Horn von Afrika und die arabische Halbinsel wie ein Kiefer zusammenklappen. Ein Wirbelsturm treibt vor der Küste Indiens, und die Antarktis bedeckt den Südpol mit einer Eisplatte.

Dieser beeindruckende Blick auf unsere mächtigen Kontinente zeigte, wie begrenzt und zerbrechlich sie sind, und entfachte ein neues Umweltbewusstsein. Doch der Titel dieses berühmten Fotos spiegelt nichts von diesen Wundern aus Land und Himmel wider. Stattdessen heißt es „The Blue Marble"[27], ein Name, der den Blick auf die riesigen Ozeane der Erde lenkt, die in der Leere des Weltraums blau leuchten und unsere wertvollste Ressource darstellen.

---

27 Anm. d. Übers.: Zu Deutsch: Die blaue Murmel.

Obwohl 71 Prozent der Erdoberfläche von Wasser bedeckt sind, ist nur ein winziger Bruchteil dieser Menge trinkbar. Nahezu 97 Prozent des Wassers der Erde befinden sich in den Ozeanen, die unzählige Tier- und Pflanzenarten beherbergen, uns aber nur wenig Süßwasser für unser Leben bieten.[28] Die meisten Menschen auf der Welt holen ihr tägliches Wasser aus Flüssen, die aber nur ein Millionstel des Wassers auf dem Planeten ausmachen. Zwei Drittel des für unser Überleben notwendigen Süßwassers schlummern in Gletschern, weitere 30 Prozent befinden sich im Erdinnern.

Dabei hängt unser Leben von der Verfügbarkeit von frischem Wasser ab, denn wir sind aus Wasser *gemacht*. Zwei Drittel unseres Körpergewichts bestehen aus Wasser, das meiste davon füllt unsere Zellen, der Rest die Räume zwischen ihnen. Flüssigkeit hält genau den richtigen Blutdruck aufrecht, damit unsere Organe mit Sauerstoff versorgt werden. Sie schmiert unsere Gelenke, reguliert unsere Körpertemperatur und polstert unser Gehirn. Jede Zelle ist auf eine ständige Wasserzufuhr angewiesen – für den Durchschnittsmenschen zwei bis drei Liter pro Tag –, denn wenn nicht genug davon vorhanden ist, kommt alles zum Stillstand. Unsere Nieren versagen, das Gleichgewicht der Elektrolyte wird gestört. Unsere Leber versagt, und unsere Blutgerinnung verschlechtert sich. Wir können zwar wochenlang ohne Nahrung überleben, ohne Wasser aber sterben wir nach nur drei Tagen.

---

28 „How Much Water Is There on Earth?" USGS.com, abgerufen am 14. Januar 2020; https:// www.usgs.gov/special-topic/water-science-school/science/how-much-water-there-earth?qt-science_center_objects=0#qt-science_center_objects. Anm. d. Übers.: Titel zu Deutsch etwa: „Wie viel Wasser gibt es auf der Erde?"

Meine Seele dürstet

Jeder, der schon einmal im Krankenhaus war, hat gesehen, welche zentrale Rolle das Wasser im Leben spielt. Fruchtwasser geht der Geburt voraus. Tränen befeuchten unsere Wangen. Bei schwerer Krankheit tritt aus unseren Kapillaren Flüssigkeit aus, die unsere Gliedmaßen aufbläht.

Bei einer Vielzahl von Erkrankungen besteht die erste Therapie im Krankenhaus aus dem Einstich einer Nadel, dem Anlegen eines Silikonschlauchs und der Gabe eines Beutels mit Flüssigkeit, die im Wesentlichen aus Wasser mit einer Handvoll Salze besteht. Solche Flüssigkeiten stellen den Leben spendenden Blutfluss in unzähligen Fällen wieder her, von der Bauchspeicheldrüsenentzündung bis zum toxischen Schocksyndrom und vom diabetischen Koma bis zur Divertikulitis[29].

Doch selbst wenn sich Säcke voller Flüssigkeit in uns entleeren und unsere Zellen ausreichend anschwellen, haben wir Durst. Wir brauchen Wasser für jede Handlung unseres Lebens, aber selbst ein kräftiger Schluck Flüssigkeit, das Klirren von Eis in einem Glas oder das Schimmern eines Süßwassersees kann unsere Sehnsucht nach Gott nicht stillen. Er hat uns geschaffen, damit wir ihn erkennen, ihn verherrlichen und uns an ihm erfreuen, aber unsere Sünden trennen uns von seiner stets überströmenden Liebe. Unsere ausgedörrten Herzen zerbrechen. Sie zerbröckeln und husten vor Staub in unserer Sehnsucht nach Gott, und wir übernehmen den Schrei Davids: „Wie eine Hirschkuh lechzt nach Wasserbächen, so lechzt meine Seele nach dir, Gott! Meine Seele dürstet nach Gott, nach dem lebendigen Gott" (Psalm 42,2-3).

---

29 Anm. d. Übers.: eine Erkrankung des Dickdarms, bei der sich in Ausstülpungen der Schleimhaut (Divertikel) eine Entzündung bildet.

Wasser aus dem Felsen

Während des Auszugs genossen die Israeliten eine noch nie da gewesene Nähe zum lebendigen Gott. Dieser hatte zwar mit Abraham gesprochen und mit Jakob gerungen, aber während der Flucht aus Ägypten wohnte Gott mitten unter seinem Volk, führte es durch die Wüste und bewahrte es mit seiner Macht. Seine Treue materialisierte sich in Säulen aus Feuer und Rauch: „Der HERR aber zog vor ihnen her, bei Tag in einer Wolkensäule, um sie auf dem Weg zu führen, und bei Nacht in einer Feuersäule, um ihnen zu leuchten, damit sie Tag und Nacht wandern konnten. Weder wich die Wolkensäule vor dem Volk bei Tag noch die Feuersäule bei Nacht" (2. Mose 13,21-22). Als die Israeliten am Sinai lagerten, wohnte Gott mitten unter ihnen (2. Mose 25,21-22). Als er sie in die Freiheit führte, gab Gott den Israeliten genau das Geschenk, nach dem wir uns alle sehnen: Gemeinschaft mit ihm und ein Leben, das mit seiner Güte und seiner liebevollen Versorgung in Einklang steht.

Doch das gefallene, sündige Herz der Israeliten, das unserem eigenen so ähnlich ist, wollte sich nicht zufriedengeben. Während sie in Refidim lagerten, konzentrierten sie sich auf ihre eigenen trockenen Kehlen, verwarfen Gottes Bundesverheißungen und murrten, statt Gott zu preisen: „Als nun das Volk dort nach Wasser dürstete, murrte das Volk gegen Mose und sagte: Wozu hast du uns überhaupt aus Ägypten heraufgeführt? Um mich und meine Kinder und mein Vieh vor Durst sterben zu lassen?" (2. Mose 17,3). Angesichts all dessen, was sie erlebt hatten – das Nilwasser hatte sich in Blut verwandelt, die Sonne hatte sich verdunkelt, alle ihre Feinde waren in den Fluten versunken (2. Mose 15,21) –, stellten die Klagen der Israeliten nicht nur Undankbarkeit dar, sondern einen zerstörerischen, durchdringenden

Unglauben. Wie ihr Götzendienst mit dem goldenen Kalb am Fuße des Berges Sinai beweisen sollte (2. Mose 32,1-6), setzten sie ihren Glauben immer noch auf die Werke ihrer eigenen Hände und nicht auf den Herrn, der diese Hände aus der Sklaverei befreit hatte. Das war Sünde in ihrer grundlegendsten Form: Der Glaube war nach innen, auf das eigene Ich, gerichtet, statt sich zum Herrn des Himmels und der Erde zu erheben.

„Denn der Lohn der Sünde ist der Tod" (Römer 6,23), und in seiner vollkommenen Rechtschaffenheit, Heiligkeit und Gerechtigkeit hätte Gott im Zorn die Hand gegen die Israeliten erheben und sie niederstrecken können. Und ein solches Gericht schien zuerst genau Gottes Plan zu sein, denn er sagte in 2. Mose 17 zu seinem Diener: „Da schrie Mose zum HERRN und sagte: Was soll ich mit diesem Volk tun? Noch ein wenig, so steinigen sie mich. Und der HERR antwortete Mose: Geh dem Volk voran und nimm einige von den Ältesten Israels mit dir. Auch deinen Stab, mit dem du auf den Nil geschlagen hast, nimm in deine Hand und geh hin!" (2. Mose 17,4-5). Der Stab, den Mose aufnehmen sollte, war derselbe Richtstab, den er gegen den hartherzigen Pharao erhoben hatte. Mit ihm hatte Mose auf den Nil geschlagen, und als Strafe für die Bosheit des Pharaos war das Leben spendende Wasser des Flusses zu Blut geworden. Wenn wir angesichts dieser Geschichte lesen, dass Gott zu Mose sagte, er solle den Stab in die Hand nehmen, machen wir uns auf eine ähnliche Schilderung eines göttlichen Gerichts gefasst.

Doch dann geschah etwas Bemerkenswertes. Gott befahl Mose nicht, das Volk, sondern *ihn* selbst zu schlagen: „Siehe, ich will dort vor dich auf den Felsen am Horeb treten. Dann sollst du auf den Felsen schlagen, und es wird Wasser aus ihm hervorströmen, sodass das Volk zu trinken hat" (2. Mose 17,6).

Mose tut, was der Herr ihm befiehlt. Statt sein götzendienerisches Volk zu bestrafen, schlägt Mose dort auf dem Felsen mit seinem Stab *Gott selbst*. Daraufhin gibt der Fels sein Wasser her, und das Volk trinkt und wird erfrischt.

Der Gott, nach dem wir alle dürsten, *nahm die Strafe auf sich,* die eigentlich seine Leute verdienten. Er ertrug ihr Gericht und versorgte sie mit Wasser, um sie in einer trockenen Einöde wiederherzustellen. Während sie murrten und seine Barmherzigkeit ablehnten, machte er sich selbst zum Felsen, der den Schlag des Stabes ertragen würde, damit sie Wasser hätten, um ihre müden Seelen zu erquicken.

Und Christus ist unser Fels in der Wüste. Er versorgt uns mit Wasser, das eine Quelle des ewigen Lebens ist.

In seinem ersten Brief an die Gemeinde in Korinth beschreibt Paulus diese Szene aus dem 2. Buch Mose: „Denn sie tranken aus einem geistlichen Felsen, der sie begleitete. Der Fels aber war der Christus" (1. Korinther 10,4). Derjenige, der sich vom Stab schlagen ließ, damit andere leben konnten, und aus dem das Wasser herausquoll, war Christus. So wie Christus in der Wüste die Strafe trug, die eigentlich die Israeliten verdient hätten, so trug er auch für uns ein für alle Mal Gottes Zorn.

Wir können uns das Wasser, nach dem wir uns alle sehnen, nicht selbst beschaffen. Wir können nicht danach graben oder es herbeischleppen. Wir können den Brunnen nicht bauen, das Wasser herauspumpen, uns dafür anstrengen oder es uns erschleichen. Wir können es nicht einmal durch einen Infusionsbeutel, einen Sprung ins Meer oder durch einen Schluck eisgekühltes Wasser aus einem beschlagenen Glas an einem schwülen Tag erlangen.

Es kommt nur durch Gottes Gnade, durch den Spalt im Felsen, der für unsere Sünden aufgebrochen wurde und aus dem Leben hervorströmt.

Lebendiges Wasser

Wasser unterstützt alle molekularen Impulse unseres Körpers. Wir suchen den Himmel nach Wasser ab, denn ohne solches kann kein Leben gedeihen. Doch das Wasser, das die Erde umhüllt und unsere Körper füllt, kann uns nicht das Leben geben, das Jesus anbietet. Das Wasser dieser Welt hält uns eine Zeit lang am Leben, aber seine Brunnen trocknen aus, seine Quellen versiegen zu einem Rinnsal. Das Wasser in uns verdunstet in der Luft, wenn wir ausatmen. Nach einem halben Tag ohne Wasser klebt uns die Zunge am Gaumen, und wie die Israeliten in der Wüste stöhnen wir vor Durst. Wir trinken und sind kurz zufrieden, aber nur zu schnell kehrt der Durst zurück.

Christus dagegen bietet uns lebendiges Wasser an, eine Quelle, aus der ewiges Leben hervorsprudelt (Johannes 4,10.14). Das Wasser, das aus dem Felsen entspringt, fließt auch durch das neue Jerusalem: ein „Strom von Wasser des Lebens, glänzend wie Kristall, der hervorging aus dem Thron Gottes und des Lammes" (Offenbarung 22,1). Er fließt frei, seine Quelle versiegt nie und trägt uns zum ewigen Leben. Wie Jesus zu der samaritanischen Frau am Brunnen sagte: „Jeden, der von diesem Wasser trinkt, wird wieder dürsten, wer aber von dem Wasser trinken wird, das ich ihm geben werde, den wird nicht dürsten in Ewigkeit" (Johannes 4,13-14).

Christus stillt unseren schlimmsten Durst. Wenn sich mitten in der Nacht dein Mund wie Sand anfühlt und du um einen Schwamm bittest, um daran zu saugen, oder wenn du zu einem Beutel mit Kochsalzlösung aufblickst, der über dir hängt, oder wenn du dir die Handflächen noch einmal unter Wasser schrubbst, um sie zu säubern, dann erinnere dich an den, der uns lebendiges Wasser anbietet. Wenn wir murren und stöhnen, nimmt er unseren Unglauben auf sich. Er trägt die Strafe, die wir verdient haben. Und durch den Spalt in diesem Felsen schenkt er uns das ewige Leben, das nie verebbt, das sich nie zurückzieht, das uns in Wellen der Barmherzigkeit in die Arme Gottes trägt.

Himmlischer Vater, wenn der Durst in uns brennt, freuen wir uns, dass du durch Christus lebendiges Wasser ausgießt – eine Quelle zum ewigen Leben, die niemals versiegen wird. Wenn unsere Kehlen vor Durst brennen, hilf uns, uns an die Gnade zu klammern, die sich in deinem Sohn offenbart. Hilf uns, uns an den Felsen zu erinnern, der unsere Strafe auf sich genommen hat, sodass die Ströme deiner Gnade uns zu dir tragen. Amen.

19.

Ich werde euch Ruhe geben

Kommt her zu mir, alle ihr Mühseligen und
Beladenen! Und ich werde euch Ruhe geben.
Nehmt auf euch mein Joch, und lernt von
mir! Denn ich bin sanftmütig und von Herzen
demütig, und ‚ihr werdet Ruhe finden für eure
Seelen'; denn mein Joch ist sanft, und meine
Last ist leicht.

MATTHÄUS 11,28-30

Als sich David an Jesaja 6 erinnerte, wusste er, dass Gott nahe
war und souverän über all das Chaos herrschte. Er wusste, dass
ihm in Christus vergeben worden war und dass er, wenn er seinen letzten Atemzug tat, bei seinem Erlöser sein würde.

Doch auch wenn er im Evangelium Gewissheit fand, machte
ihm der *Prozess* des Sterbens immer noch Angst. Eine liebe
Freundin von ihm war allein gestorben, und als er an seine eigenen schwindenden Tage dachte, verfolgte ihn die Erinnerung
an sie. „Ich habe keine Angst davor, wohin ich gehe", sagte er
dann. „Ich habe Angst davor, es durchstehen zu müssen. Ich
will nicht unter Schmerzen sterben. Und vor allem will ich
nicht allein sterben."

Monatelang machte ich mir Sorgen, dass ein schmerzhafter, einsamer Tod genau das war, was ihn erwartete. Ein halbes Jahr lang benötigte David während seiner vielen Krankenhausaufenthalte immer intensivere Eingriffe, und die Zeiten, in denen er nicht im Krankenhaus lag, wurden immer kürzer. Sein Körper zerfiel langsam und wurde unfähig, ohne die Hilfe von Maschinen zu existieren. Mit jedem Krankenhausaufenthalt wurde es schlimmer.

Leider überblickte in unserem überlasteten und fragmentierten medizinischen System niemand den Verlauf seiner Krankheit, und deswegen führte auch niemand die schweren, aber notwendigen Gespräche mit ihm. Die meisten Mediziner kümmerten sich um ihn, bis sich seine angeschlagene Atmung einigermaßen stabilisierte, und entließen ihn dann, ohne ein Vorgehen oder eine unterstützende Maßnahme für den Fall der Fälle vorzuschlagen, wenn seine vernarbte Lunge unweigerlich wieder versagen würde. Da er sich keine häusliche Pflege und kein betreutes Wohnen leisten konnte, wurde er allein und ohne Hilfe wieder auf die Straße gesetzt, bis seine Lunge prompt wieder versagte.

Mit Davids Erlaubnis drängte ich seine Ärzte, eine Prognose zu formulieren und einen Plan für ihn zu entwerfen, der zuverlässiger war als ein Anruf beim Rettungsdienst, wenn Freunde ihn zufällig bewusstlos vorfanden. Zunächst schienen die Gespräche zu helfen, aber dann wurde David in ein Rehabilitationszentrum verlegt, wo die Aufgabe an ein anderes Team abgegeben wurde. Dieses wiederum schob die Aufgabe an das Krankenhaus ab – und an ein völlig neues Pflegeteam –, als sich sein Zustand wieder verschlechterte. David ahnte, dass er sterben würde, aber in unserem Zeitalter der hoch spezialisierten Pflege bestätigte niemand seine Intuition oder bot ihm an, ihn durch die kommenden Tage zu begleiten.

Der ständige Stress und die Unstimmigkeiten forderten ihren Tribut von David. Er schwankte zwischen der Resignation, dass sein Leben zu Ende ging, und der verbissenen Entschlossenheit, weiterzumachen. An Tagen, an denen er bei klarem Verstand war, rief er Freunde und Angehörige an, um die Dinge auszusprechen, die ihm auf dem Herzen lagen, und wählte Lieder und Bibelverse für seine Beerdigung aus. Dann, eines Tages, änderte er seine Meinung von „Ich will nicht reanimiert werden" zu „Es soll alles medizinisch Mögliche getan werden, um mich am Leben zu erhalten". Er sagte: „Ich will, dass jeder Arzt im Umkreis von hundert Kilometern auf meine Brust hämmert!" Gefangen im Strudel der Krankheit griff er nach dem Ruder und strampelte in die eine Richtung, bevor die Angst ihn wieder in die andere Richtung trieb.

Währenddessen ging es mit ihm immer weiter bergab. Seine Phasen des Wohlbefindens schrumpften allmählich auf null. Wahnvorstellungen und Verwirrung setzten ein und veranlassten David zu bizarren Anschuldigungen gegenüber dem Pflegepersonal. Er sah riesige, blinkende Objekte in seinem Zimmer herumwirbeln. Während er früher Bibeln an das Reinigungspersonal verteilt hatte, beäugte er nun den Hausmeister misstrauisch und verdächtigte ihn eines unausgesprochenen Verbrechens.

Als ich sah, wie es ihm immer schlechter ging, beunruhigte mich Davids Zukunft täglich. Ein einsamer und schmerzvoller Tod schien genau das Schicksal meines geliebten Bruders, meines Freundes, der den Herrn so sehr liebte, zu sein. *Bitte, Herr,* betete ich wieder und wieder, *bitte beschütze ihn. Lass deine Gnade auf ihn herabregnen.*

Müde und beladen

Eines Tages während seines letzten Krankenhausaufenthalts legte sich Davids Delirium ohne ersichtlichen Grund. Sein Denken war logisch und rational. Die Angstzustände verschwanden.

Am selben Morgen, nach all den Tagen, die er sich in einem Krankenhausbett ohne Betreuung abgemüht hatte, geschahen zwei entscheidende Dinge. Erstens teilte ihm einer seiner Ärzte seine Prognose mit: Er hatte COPD[30] im vierten Stadium und hatte das Ende des Lebens erreicht. Zweitens stellte ein Palliativmediziner im Zuge dieser Prognose fest, dass er ein Anrecht auf Hospizpflege hatte.

Verständlicherweise reagierte David zunächst mit Wut. „Warum hat mir das niemand vorher gesagt?", schimpfte er. „Warum habt ihr mir das alle verheimlicht?" Allmählich aber beruhigte sich sein Gemüt, und er hörte sich die Optionen an. Eine weitere aggressive Behandlung würde ihm nicht helfen, so wie sie es seit sechs Monaten nicht getan hatte. Keine Behandlung und kein Beatmungsgerät konnten den Schaden rückgängig machen, der seine Lunge zerstört hatte. Er lag im Sterben, und keine Behandlung konnte ihm das Leben zurückbringen, das er liebte. Nichts, was wir tun konnten, würde den Tod aufhalten.

Nach längeren Gesprächen entschied sich David für die Hospizpflege. Es bot die beste Chance auf erfüllte Augenblicke mit Freunden und Familie, weg von den Geräten und bewusstseinsverändernden Medikamenten, die ihn niemals heilen würden.

Als ich die Nachricht hörte, weinte ich. *Danke, Herr. Danke, Jesus.*

---

30 Anm. d. Übers.: COPD steht für chronisch obstruktive Lungenerkrankung. Es ist eine fortschreitende und bislang nicht heilbare Krankheit.

Wie ein Vorhang, der sich über seinen Verstand legte, fiel David an diesem Nachmittag wieder ins Delirium. Der Moment der Klarheit, in dem so viel entschieden und so viel Gnade gezeigt worden war, kam und ging. Meine Kinder und ich brachten ihm eine Schachtel mit Brathähnchen, und er schlief die meiste Zeit unseres Besuchs, während eine nicht invasive Beatmungsmaske alle paar Sekunden Luft in seine geschädigten Lungen blies. Selbst meine kleinen Kinder konnten deutlich sehen, dass es ihm schlechter ging. Er schlug die Augen auf, würdigte sie aber keines Blickes. Es kamen keine Witze oder Geschichten über Zeichentrickfiguren. Seine wenigen Kommentare, meist über den Hausmeister draußen oder die Nachtschwester, klangen scharf und misstrauisch. Als wir gingen, schrieb ich eine Textnachricht an seine Schwester, die auf dem Weg war, ihn zu besuchen: „Er leidet unter Verfolgungswahn", schrieb ich. „Bitte lass dich von seinen Worten nicht beirren. Es liegt an der Krankheit, er ist nicht er selbst."

Nachdem wir das Krankenhaus verlassen hatten, ging ich mit den Kindern im Wald hinter unserem Haus spazieren. Die Bäume trieben Knospen, und die Eichen und Birken ließen den Wald in Frühlingsgrün erstrahlen. Wir liefen über schlammige Pfade, meine Kinder rannten voraus, ich blieb in meiner Trauer etwas zurück. An einem kleinen Feuchtbiotop hielten die Kinder an, um Stöcke ins Wasser zu werfen, und ich nahm die Luft und die Farben in mich auf. Wolken segelten wie Schiffe durch ein endloses Meer. Singvögel und Waldfrösche sangen im Chor, als der Wind auffrischte. Ich betrachtete das Wasser, dessen Oberfläche wie ein Spiegel vor mir lag, und hielt Ausschau nach den Fröschen, die ich nicht sehen konnte, deren Anwesenheit ich aber an ihren Stimmen erkannte.

Es schien alles so weit weg von den Geräten und den farblosen Korridoren, in denen mein lieber Freund gefangen war. Doch die Schönheit bot eine bittersüße Erinnerung an die Liebe Gottes. Überbleibsel seines Leben spendenden Atems blühten auf, auch wenn die Sterbenden in Häusern des Schmerzes stöhnten. Der Wind wehte weiter. Seine Schöpfung sang immer noch. Er war immer noch gegenwärtig und veränderte sich nie. Und er wartete darauf, David in seine Herrlichkeit einzuhüllen.

„Was guckst du dir an, Mama?", fragte mein sechsjähriger Sohn Jack, einen Birkenzweig in der schmutzigen Hand.

„Ich genieße nur diese ganze Schönheit."

„Ah, ja", sagte er. „Ich liebe Gottes Welt."

Mein Joch ist sanft

An diesem Abend, nachdem ich vor dem Schlafengehen mit ihm gebetet hatte, füllte Jack die Dunkelheit mit seinen Fragen.

„Kommt Mr. David in den Himmel, Mom?"

„Das wird er, mein Schatz. Wir sind sehr traurig, dass er stirbt, aber wir wissen, dass er bei Jesus sein wird."

„Wenn Jesus zurückkommt, wird Mr. David dann rosa Lungen haben?"

„Ja, Süßer, das wird er."

„Warum werden Menschen alt?"

„Unsere Körper fallen mit der Zeit einfach auseinander."

„Warum fallen unsere Körper auseinander?"

„Das liegt an der Sünde, Schatz. Wir alle sterben irgendwann."

Er wurde still, obwohl ich in der zunehmenden Dunkelheit sehen konnte, dass seine Gedanken umherwirbelten. Schließlich unterdrückte er ein Schluchzen.

„Mom, können wir Mr. David bitte jeden Tag besuchen, bis er stirbt? Ich möchte ihn jeden Tag sehen."

Ich werde Gott für immer dankbar sein, dass er durch das Herz unseres kleinen Jungen in dieser Nacht gewirkt hat. Er zeigte eine Weisheit, die ich nicht gehabt hatte (Matthäus 11,25).

Wir hatten am nächsten Tag eine Liste von Terminen, aber wir sagten alles ab, um unserem sterbenden Bruder zur Seite zu stehen. Wir kamen ins Hospiz und fanden David so fröhlich vor, wie wir ihn seit Wochen nicht mehr gesehen hatten. Er saß vor seinem Laptop und arbeitete an einem Brief, den er bei seiner Beerdigung vorgelesen haben und den er unbedingt ohne fremde Hilfe fertigstellen wollte.

„Seht euch diesen Palast an!", rief er aus, als wir eintraten. „Ich lebe hier wie ein Prinz. Ich will nie wieder weg!" Er zeigte auf den schönen, von Bäumen gesäumten Weg, der sich hinter den Fenstern des Atriums schlängelte. „Ich denke, ich werde später draußen einen Spaziergang machen."

Eine Pflegerin unterbrach ihn, um die Bestellung für die nächste Mahlzeit aufzunehmen. Als sie ihm sagte, er könne alles haben, was er wolle, fiel ihm vor Unglauben der Kinnladen herunter. Nach Monaten einer restriktiven Krankenhausdiät, bei der das meiste Essen kaum genießbar gewesen war, verblüffte ihn die Aussicht auf die freie Auswahl an Speisen. Fast zaghaft bat er um ein Schinken-Käse-Sandwich mit einer doppelten Portion Mayonnaise. Als sie mit dem Sandwich zurückkam, dachte ich, er würde sie küssen.

Wir plauderten über die Gemeinde, über Freunde und Familie – die Art von Gespräch, die wir vor so langer Zeit bei hausgemachten Mahlzeiten am Küchentisch geführt hatten, bevor Beatmungsgeräte und Lungenbehandlungen zum festen

Bestandteil seines Lebens wurden. Meine Tochter Christie, die bei unseren Besuchen normalerweise schweigt, beteiligte sich plötzlich an der Unterhaltung, was ihn überraschte und erfreute. Er erwähnte seine „Wunschliste": noch einmal in die Gemeinde zu gehen, noch einmal Weihnachten mit der Familie zu feiern, ein letztes Mal sein Zeugnis abzulegen. Dann verfiel er in einen langen Moment des Schweigens, den Blick nach draußen auf den sonnenbeschienenen Weg gerichtet.

„Am dankbarsten bin ich immer, wenn mich jemand unerwartet besucht", sagte er schließlich. „Ich bin nach wie vor so schockiert, dass sich jemand die Zeit nimmt, mich zu besuchen, und bin Gott so dankbar für diese Geschenke."

Ich kämpfte gegen die Tränen an. „Dass du das sagst, ist genau der Grund, warum du so ein Geschenk für uns bist. Du hast die wunderbare Fähigkeit, Gott in allen Dingen zu loben, im Großen wie im Kleinen, egal, was gerade passiert."

Er nahm die Worte auf, hielt sie fest. Wir schwiegen eine Weile. Dann erschlafften seine Schultern. Die Müdigkeit schien wieder über ihn zu kommen. Ich dachte an seinen Brief, der auf seine Fertigstellung wartete, und wie viel ihm das bedeutete.

„Wir gehen jetzt besser und lassen dich fertig schreiben", sagte ich. „Wir kommen dich morgen wieder besuchen, okay?" Ich erhob mich und umarmte ihn, und meine beiden Kinder machten es mir nach. „Wir haben dich lieb."

Als wir gingen, platzte Jack heraus: „See you later, alligator!" David lachte und erwiderte den Satz.[31]

---

31 Anm. d. Übers.: „See you later, Alligator" ist ein in den USA bekannter Song. Die Erwiderung darauf lautet: „In a while, crocodile." Dieser Spruch wurde im Laufe der Zeit wegen seines eingängigen Reimschemas zu einer spaßig gemeinten Grußformel. Frei übersetzt: „Bis bald, Alligator." – „Noch eine kleine Weile, Krokodil."

Der Scherz sollte die letzten Worte sein, die wir ihn diesseits des Himmels sagen hörten.

Kommt zu mir

Am nächsten Morgen wurde David bewusstlos. Statt ihn zurück ins Krankenhaus zu fahren und ihn einer weiteren Flut sinnloser Behandlungen auszusetzen, konzentrierte sich das Personal darauf, ihn in Frieden gehen zu lassen.

Diejenigen von uns, die das Glück hatten, ihn unseren Bruder zu nennen, wechselten sich an seiner Seite ab. Den ganzen Tag über hielten wir seine Hand und sprachen mit ihm, schwelgten in Erinnerungen an die Zeit, die wir gemeinsam erlebt hatten. Unser Pastor besuchte ihn viele Stunden lang, und gemeinsam sangen wir Davids Lieblingslied. Wir lasen Römer 8 und die Psalmen 23, 34 und 43. Wir sprachen länger über Psalm 34,5, wie er es auch getan hätte: „Ich suchte den HERRN, und er antwortete mir; und aus allen meinen Ängsten rettete er mich." Wir lasen die Verse aus Matthäus 11,28 bis 30 laut vor: „Kommt her zu mir, alle ihr Mühseligen und Beladenen! Und ich werde euch Ruhe geben. Nehmt auf euch mein Joch, und lernt von mir! Denn ich bin sanftmütig und von Herzen demütig, und ‚ihr werdet Ruhe finden für eure Seelen'; denn mein Joch ist sanft, und meine Last ist leicht."

Als der Tag in den Abend überging, beugten wir uns vor, um ihn ein letztes Mal zu umarmen. Er hatte stundenlang nicht mehr reagiert, aber als Christie ihn umarmte, schien David zu antworten, seine Stimme erneuerte sich plötzlich für einen flüchtigen Moment. Vielleicht hatte er sie gehört. Vielleicht reagierte er auf einen Ruf des Herrn. Wir werden es nie erfahren, aber wir betrachten seine Antwort als einen Moment der Gnade, ein weiteres Geschenk Gottes, das unsere Erinnerungen versüßen würde.

Davids ältere Schwester saß die ganze Nacht neben ihm. Sie betete für ihn und versicherte ihm, dass die Familie nahe sei und Gottes Liebe noch näher. Dann, am Morgen, als die Sonne wieder den Weg vor seinem Fenster überflutete, kam seine Atmung, die so lange angestrengt und schwer gewesen war, zum Stillstand. Auch sein Herzschlag verstummte bald.

Wir weinten über den Verlust unseres lieben Freundes, über die Lücke, die seine Abwesenheit in unsere Herzen gerissen hatte.

Und wir dankten dem Herrn für die Gewissheit, dass David in den Armen seines Erlösers lag, umhüllt von Herrlichkeit, übergeben in die Ruhe für seine Seele.

Ihr werdet Ruhe für eure Seelen finden

David hatte noch so viel vor – ein weiteres Weihnachten erleben, in die Gemeinde zurückkehren, sein Zeugnis geben. Dass er das nicht mehr konnte, ist tragisch. Doch seine größte Angst war nicht die Tatsache gewesen, dass er im Leben nichts mehr tun konnte, sondern die Aussicht, allein und unter Schmerzen zu sterben. Und weil Gott „barmherzig und gnädig (ist), langsam zum Zorn und reich an beständiger Liebe und Treue" (2. Mose 34,6), sorgte er für seinen Diener, selbst als die Medizin versagte. Als alle Umstände darauf abzuzielen schienen, David zu einem Tod im Krankenhaus oder einsam und allein in seiner Wohnung zu verdammen, bestimmte Gott, dass er seinen letzten Atemzug umringt von seiner Familie tun würde, in aller Ruhe, während die, die er liebte, seine Ohren mit Gottes Wort erfüllten. Wie bei seinem Volk in der Wüste, als weder „die Wolkensäule vor dem Volk bei Tag noch die Feuersäule bei Nacht" (2. Mose 13,22) wich, so wich der Herr niemals von Davids Seite.

So wie er im Leben auf Christus hingewiesen hatte, so bezeugte Davids Vermächtnis nach seinem Tod die Güte Gottes. Die Beerdigung, die er so gewissenhaft geplant hatte, selbst als er kaum noch denken oder atmen konnte, beinhaltete ein Video, das Gottes Güte in allen Dingen und die Hoffnung, die wir in Christus Jesus haben, verkündete. Das Lied, das er ausgesucht hatte, heißt „Seliges Wissen".*

Seliges Wissen: Jesus ist mein!
Köstlichen Frieden bringt es mir ein.
Leben von oben, ewiges Heil,
völlige Sühnung ward mir zuteil.

Lasst mich's erzählen, Jesus zur Ehr;
wo ist ein Heiland, größer als Er?
Wer kann so segnen, wer so erfreun?
Keiner als Jesus! Preist Ihn allein![32]

Unser Pastor las bei der Trauerfeier Davids Abschiedsbrief vor. Neben dem Ausdruck seiner Liebe zu Freunden und Familie zitierte David auch Römer 8,38-39: „Denn ich bin überzeugt, dass weder Tod noch Leben, weder Engel noch Gewalten, weder Gegenwärtiges noch Zukünftiges, noch Mächte, weder Höhe noch Tiefe, noch irgendein anderes Geschöpf uns wird scheiden können von der Liebe Gottes, die in Christus Jesus ist, unserem Herrn." Es war derselbe Vers, den mein Mann ihm in der letzten Woche seines Lebens vorgelesen hatte. Als David uns seine

32 „Seliges Wissen", Text v. Frances J. Crosby, Deutsch in Anlehnung an Heinrich Rickers, in: Glaubenslieder 1, (Dillenburg: CV), Nr. 212.

Bibel in Gewahrsam gab, deren Ledereinband vom stundenlangen Lesen und Studieren abgenutzt war, war sein Lesezeichen
sorgfältig bei Römer 8 platziert. Seine letzten Betrachtungen von
Gottes Wort beinhalteten die Gewissheit, dass nichts ihn von
Gottes Liebe in Christus wegreißen konnte, und in seinem letzten Moment auf Erden entschied er sich, diese Wahrheit, diesen
Brunnen der Hoffnung, mit anderen zu teilen.

Während seines Weges auf der Erde hatte David Obdachlosig-
keit, Drogenabhängigkeit, Atemnot und die Verzweiflung eines
von Krankheiten ausgezehrten Lebens ertragen. Doch letztlich
bedrohte keine dieser Nöte die Verheißung, die Gott ihm in
Christus gab: Ruhe für seine müde Seele. Die Welt zermürbte
ihn, aber Christus versprach ein sanftes Joch. Eine leichte Last.
Ein Herz, einen Geist und einen Körper, die durch Gottes Gnade
neu gemacht wurden – allein durch den Glauben an Christus.

Die Auswirkungen der Sünde erdrosseln uns. Die Leiden, die
wir tragen, erdrücken uns. Aber in Christus finden wir, die wir
uns abmühen und schwer beladen sind, Ruhe für unsere Seelen.

20.

Ich bin bei dir

Fürchte dich nicht, denn ich habe dich erlöst!
Ich habe dich bei deinem Namen gerufen, du
bist mein. Wenn du durchs Wasser gehst, ich bin
bei dir, und durch Ströme, sie werden dich nicht
überfluten. Wenn du durchs Feuer gehst, wirst
du nicht versengt werden, und die Flamme wird
dich nicht verbrennen. Denn ich bin der HERR,
dein Gott, ich, der Heilige Israels, dein Retter.

JESAJA 43,1-3

Als ich auf einem Missionseinsatz in Kenia war, kam ein Junge
von etwa zehn Jahren allein zu unserer Klinik gelaufen. Seine
nackten Füße waren mit rotem Schlamm bedeckt. Nachdem er
um fünf Uhr morgens zu Hause losgezogen und kilometerweit
marschiert war, wartete er zwei Stunden in einer Schlange, die
sich über ein Feld schlängelte, um die mysteriösen Ärzte zu sehen, die über den Ozean angereist waren.

Als unsere Mitarbeiter ihn erblickten, schickten sie ihn an den
Anfang der Schlange, und ich sah sofort, warum. Ein Abszess
von der Größe einer Walnuss wölbte sich aus seiner Augenbraue.
Die umgebende Infektion hatte sein Auge zuschwellen lassen
und sein halbes Gesicht mit einem roten, bösartig aussehenden
Heiligenschein umrandet.

In unserer bescheidenen Klinik gab es reichlich Schmerzmittel und Vitamine, aber für chirurgische Eingriffe waren wir
nicht ausgerüstet, auch nicht für so leichte wie die Drainage
eines Abszesses. Unser „Behandlungszimmer" bestand aus
einem hölzernen Picknicktisch hinter einer von der Decke hän-
genden Plane. Doch ohne Drainage würde sich die Infektion
im Gesicht des Jungen hinter seinem Auge ausbreiten und das
Gehirn bedrohen. Das Kind lebte in einem abgelegenen Dorf,
Tage entfernt von jeder Einrichtung mit hellem Licht und sterilen Instrumenten. So bescheiden unsere Mittel auch waren, wir
waren seine einzige Chance.

Ich hatte ein steriles Päckchen mit Materialien zur Wundbehandlung mitgebracht, darin auch eine Skalpellklinge. Ich
musste nur einen kleinen Schnitt mit der Klinge machen, eine
Kleinigkeit im Vergleich zu den Herausforderungen im Traumazentrum des Krankenhauses. Trotzdem drehte sich mir der
Magen um bei dem Gedanken, diesem armen Jungen im Gesicht
herumzuschneiden, wenn er keine Familie bei sich hatte, die ihn
trösten konnte. Waren seine Lebensumstände nicht schon hart
genug in einer Familie, die sich alles fürs Leben Notwendige
mühselig erarbeiten musste? Verdiente er als Ebenbild Gottes
nicht die gleiche umfassende medizinische Versorgung, wie wir
sie in den Vereinigten Staaten bieten können?

Ein Dolmetscher erklärte ihm, was wir zu tun beabsichtigen,
und er legte sich schweigend und mit leerem Gesichtsausdruck
auf den Tisch. Krankenschwestern standen bereit, um ihn zu halten und zu trösten.

Ich tupfte ein Antiseptikum und ein örtliches Betäubungs-
mittel auf, wir verabreichten ein Antibiotikum, und nach einem
stillen Gebet öffnete ich den Abszess. Eiter quoll hervor, dann

blutete es an den Wundrändern. Ich spülte die Wunde mit Kochsalzlösung und übte Druck auf sie aus.

Während der ganzen Zeit blieb er ruhig, entweder weil der Mut ihn stählte oder weil er schon Verletzungen und Ängste ertragen hatte, die viel schlimmer waren als die Skalpellklinge einer Fremden. Er zuckte unter dem Druck der Klinge zusammen, gab aber keinen Mucks von sich. Er bewegte sich nicht, sprach nicht, atmete nur und wartete darauf, dass meine behandschuhten Hände, warm wie die seinen, aber jeden Tag mit etwas so anderem beschäftigt, ihre seltsame Arbeit beendeten.

Ich legte einen Mullverband an und betete, dass die Drainage der Entzündung entgegenwirken würde. „Würdest du bitte morgen wiederkommen, damit ich die Wunde kontrollieren und den Verband wechseln kann?", bat ich ihn eindringlich.

Er betrachtete mich lange und schien meine Worte abzuwägen, während der Dolmetscher sie übersetzte. Eine Rückkehr bedeutete einen weiteren Halbtagesmarsch, gefolgt von einer weiteren stundenlangen Wartezeit in einer Menschenschlange. Konnte er wirklich einen weiteren Tag erübrigen, ohne seiner Familie bei ihrer täglichen Arbeit zu helfen? Zu meiner Erleichterung sagte er, er werde zurückkehren, obwohl ich wusste, dass der Stress des Lebens ihn leicht davon abhalten könnte.

Am nächsten Tag, kurz nach Mittag, als der kühle Nebel des Morgens schon verflogen war und die Sonne durch die Fenster des Backsteingebäudes brannte, kam er an. Die Krankenschwester, die ihn hereinführte, strahlte. Sein Verband war unberührt, und sein Auge, das noch vor einem Tag zugeschwollen gewesen war, leuchtete klar und hell. Es ging ihm besser.

Voller Dankbarkeit wechselte ich seinen Verband. Vorsichtig tastete ich die Wunde ab, um zu sehen, ob sich noch infektiöses

Sekret in ihr befand. Ich zeigte ihm, wie er den Verband selbst wechseln konnte, und gab ihm eine Tüte mit Verbandsmull und Klebeband, damit er die Wunde zu Hause weiter versorgen konnte. Wir sprachen über die Anzeichen eines wiederkehrenden Abszesses, obwohl meine Routineanweisungen an diesem abgelegenen Ort, wo die meisten Kranken schon auf dem Weg zum Krankenhaus starben, sinnlos erschienen. Als er das Verbandsmaterial an sich nahm, zeigte sich zum ersten Mal die leise Andeutung eines Lächelns auf seinem Gesicht.

Danke für die Gnade dieses Augenblicks, Herr, betete ich. *Bitte lass ihn vollständig genesen.* Ich sah ihm nach, bis sich seine Silhouette gegen die sonnenbeschienene Türöffnung abzeichnete und dann verschwand. Ich nahm an, dass ich ihn zum letzten Mal gesehen hatte.

Zwei Tage später, nachdem wir alles wieder eingepackt hatten und uns auf die Heimreise vorbereiteten, besuchten wir den Sonntagsgottesdienst des örtlichen Pastors. Wir saßen auf Plastikstühlen in einem großen Gebäude, das aus getrocknetem Schlamm erbaut worden war. Unsere Köpfe wurden durch eines der für diesen Kontinent typischen Wellblechdächer vor den Elementen geschützt. Nachdem wir gebetet und vertraute Lieder gesungen hatten, die in einer anderen Sprache irgendwie neu und tiefgründiger klangen, sah ich mich in der Gemeinde um und dankte Gott für seine Macht, Brüder und Schwestern über Ozeane hinweg zusammenzubringen.

Und dann sah ich ihn.

Er drückte sich im hinteren Teil der Gemeinde herum, den Rücken an den Türrahmen gelehnt, einen nackten Fuß auf die kühle Wand gepflanzt. Ein neuer, sauberer Verband hatte meine Handarbeit sorgfältig ersetzt. Nachdem der Pastor den Segen erteilt hatte, verließen wir die Gemeinde, und der kleine Junge stand fragend da und beobachtete uns. Er musterte vor allem den Pastor, und ein Hauch von Neugierde ersetzte den Stoizismus der vergangenen Tage. Der Pastor spürte den auf sich gerichteten Blick, drehte sich um und legte dem Jungen eine Hand auf den Kopf. Ich hörte seine Worte nicht, aber ich sah die Freundlichkeit, mit der der Pastor behutsam mit dem Jungen sprach, und ich kämpfte mit den Tränen, als ein breites Lächeln das Gesicht des Jungen erhellte – das erste echte Lächeln, das er gezeigt hatte.

Etwas war in Bewegung geraten. Der Heilige Geist hatte durch eine beängstigende Tortur gewirkt, voller Eiter und Blut und Klingen, die von Fremden geschwungen wurden, um dieses Kind zu Gott zu ziehen.

Spuren der Gnade

So funktionieren die ehrlichsten und wundervollsten Momente in der Medizin. Bei allem Schmerz und Leid, das uns im Krankenhaus begegnet, bricht Gottes Liebe durch, manchmal durch dramatische Bewahrung vor dem Tod, aber viel öfter durch ein einfaches Auflegen freundlicher Hände. Die Medizin ist ein gängiges Instrument der Güte und Freundlichkeit Gottes, und wir sehen seine Liebe in jedem liebevollen Augenblick aufblitzen: der behandschuhte Händedruck zwischen einer Krankenschwester und einem Patienten auf dem OP-Tisch oder das kaum hörbare Lied, das eine Mutter ihrem neugeborenen Kind zuraunt.

Eine Pflegeassistentin bietet einem Patienten, der schon eine Woche auf Intensiv liegt, an, ihm die Bartstoppeln zu rasieren. Ein Arzt und ein Familienmitglied umarmen sich aus Freude über die Geburt eines Kindes oder aus Erleichterung, dass ein geliebter Mensch eine Krebsoperation überstanden hat. Ein Arzt verzichtet aus Liebe auf den Schlaf zu Hause, um die ganze Nacht am Bett eines schwer kranken Patienten zu wachen.

Gott gebraucht solche Momente, um das Zerbrochene wiederherzustellen und sein Bild durch uns zum Leuchten zu bringen. Er erinnert uns daran, dass unsere größte Berufung im Leben darin besteht, ihn zu lieben und unseren Nächsten wie uns selbst (Matthäus 22,36-40). „Ein neues Gebot gebe ich euch", sagte Jesus zu seinen Jüngern, „dass ihr einander liebt, damit, wie ich euch geliebt habe, auch ihr einander liebt" (Johannes 13,34). Das griechische Wort für „lieben", das Jesus in diesem Vers verwendet, lautet *agape* – eine vollkommene, selbstlose, unzertrennliche Liebe, die auch zwischen ihm und dem Vater herrscht.

Wenn wir in der Medizin jemandem die Hände auflegen, Wunden pflegen und uns für das Wohl eines anderen einsetzen, leben wir dieses Gebot auf praktische Weise aus. Wir reflektieren den Lichtstrahl der leuchtenden Liebe Gottes.

Doch die Medizin hinterlässt auch ihre Narben. Sie mag uns bei der Genesung unterstützen, wenn wir einen schlimmen Unfall erlitten haben. Aber wie im Fall Jakobs, dessen Ringen mit Gott ihm ein bleibendes Hinken einbrachte (1. Mose 32,31), verändern uns schlimme Krankheiten, und manche Auswirkungen bleiben. Manchmal verdrehen und verzerren die Narben unseren Körper und verkünden allen, dass wir eine Prüfung durchleben mussten. In anderen Fällen lauern sie tief in uns, verborgen vor der Außenwelt, wie ein stiller Krebs, der von innen an uns nagt.

Ich hoffe, die vorangegangenen Seiten haben gezeigt, dass Gottes Liebe, die in den Erfolgen so offensichtlich wird, auch in den schweren Stunden bestehen bleibt, selbst wenn wir das nicht erkennen können. Das Evangelium garantiert uns kein leichtes, schmerzfreies Leben. Jesus zeigt genau das Gegenteil auf; er warnt uns, dass wir ihm nicht nachfolgen können, wenn wir uns nicht selbst verleugnen und unser Kreuz auf uns nehmen (Matthäus 16,24-25). „Wenn sie mich verfolgt haben, werden sie auch euch verfolgen" (Johannes 15,20), warnt er seine Jünger.

Jesus erzählte zahlreiche Gleichnisse, um seine Lehren zu illustrieren, aber in keinem von ihnen verglich er die Nachfolge eines Jüngers Jesu mit einem Spaziergang im Garten. Er hat uns nie ein bequemes Leben versprochen.

Er bietet uns jedoch Hoffnung, um durchzuhalten. Durch das Kreuz gewährt er uns die Gewissheit der Liebe Gottes, eine Verheißung, die unsere erbärmlichsten Leiden überdauert.

Lieber Freund, liebe Freundin in Christus: Wenn der Schmerz deine Glieder durchbohrt oder dein Herz umklammert, halte dich an dieser Verheißung fest. Bewahre Gottes Wort in deinem Herzen, damit du, wenn die Pfeile von Krankheit und Tod dich angreifen, die Wahrheit anrufen kannst, die dich wie ein undurchdringlicher Schild umgibt (Epheser 6,16-17). Wir können die Tragödien, die uns zustoßen, nicht wegerklären oder mit unseren eigenen, kümmerlichen Worten lindern, aber Gottes ewiges Wort, das in Liebe ergeht, heilt alle Übel. Er gibt uns Medizin als ein Werkzeug der Gnade, als Ausdruck seiner Liebe zu den Menschen. Aber wahre Heilung und wahre Ruhe, dieses sanfte Joch, kann nur er uns schenken.

Wenn du in den Spiegel schaust und dein Gesicht von der Krankheit gezeichnet oder abgemagert vor Trauer vorfindest, erinnere dich an Folgendes: Auch wenn unser Verständnis unserer Identität schwindet, ändert sich nie, *wer er ist*. Er ist unser Versorger. Unser Vater. Er ist barmherzig. Welche Katastrophen auch immer die Erde heimsuchen, er ist souverän, und sein Name bleibt gesegnet.

Und wenn du auf die Trümmer deines Lebens zurückblickst, auf die klaffenden Lücken, die durch Tragödien entstanden sind, dann denke daran, was Gott getan hat. Er hat dich zu seinem Eigentum gemacht. In Christus hat er dich mit Liebe überschüttet. Er hat dir einen Platz in seiner Herrlichkeit gesichert, weit weg von den tristen Gängen des Krankenhauses, im neuen Himmel und auf der neuen Erde, wo alles neu gemacht wird (Offenbarung 21,5). In Christus hat der Tod keinen Stachel (1. Korinther 15,55).

Durch ihn werden unsere Körper, die jetzt welken, vollkommen gemacht werden. Eines Tages werden die grellen Lampen des Krankenhauskorridors erlöschen, und der Glanz der Herrlichkeit Gottes, die in Liebe erstrahlt, wird die ganze Schöpfung erleuchten.

Klammere dich an das Wort Gottes. Verankere es in deinem Herzen, denn „das Wort Gottes ist lebendig und wirksam und schärfer als jedes zweischneidige Schwert" (Hebräer 4,12).

Fliehe zu geliebten Bibelstellen, wenn die Angst dich packt. Singe deine Lieblingslieder. Wenn deine Augen versagen oder deine Zunge am Gaumen klebt, bitte andere, dir aus der Schrift vorzulesen. Vergrabe dich während der langen Stunden des Wartens in sie. Wenn der Schmerz dich ergreift, klammere dich an Gottes Wort wie an ein Leuchtfeuer in der Dunkelheit, das dich nach Hause trägt, eine Leuchte für deine Füße und ein Licht für deinen Weg (Psalm 119,105).

Klammere dich an Gottes Wort, damit du dich erinnern kannst. Erinnere dich an sein bisheriges Wirken in deinem Leben. Aber denke auch daran, wer er ist und was er in Christus getan hat.

Er ist der Herr, dein Gott, der Heilige Israels, dein Erlöser. Er hat dich erlöst und dich bei deinem Namen gerufen. Du bist sein.

Wenn du durch das Wasser gehst, wird er bei dir sein – egal, wie hoch die Flut auch steigen mag. In Christus wird er dich nicht fallen lassen. In Christus bist du für immer sein Eigentum.

Aber jetzt, so spricht der HERR, der dich geschaffen, Jakob, und der dich gebildet hat, Israel: Fürchte dich nicht, denn ich habe dich erlöst! Ich habe dich bei deinem Namen gerufen, du bist mein. Wenn du durchs Wasser gehst, ich bin bei dir, und durch Ströme, sie werden dich nicht überfluten. Wenn du durchs Feuer gehst, wirst du nicht versengt werden, und die Flamme wird dich nicht verbrennen. Denn ich bin der HERR, dein Gott, ich, der Heilige Israels, dein Retter. (Jesaja 43,1-3)

Danksagung

Dieses Buch begann mit dem Gebet, dass ich die Zeugnisse, die Gott mir anvertraut hatte, weise verwalten möge. Die Entwicklung von einer vagen Idee zum vorliegenden Buch geschah nur durch die Großzügigkeit anderer und durch die Gnade Gottes.

Ich bin Dave DeWit von Crossway zutiefst dankbar, der mich bei dieser Arbeit unterstützte und oft so freundlich ermutigte. Seine Ratschläge waren von unschätzbarem Wert für die Feinabstimmung der Botschaft dieses Buches. Dave, ich danke Dir für Deine Weisheit und Dein Engagement und für Deinen langjährigen Dienst als Verwalter von Worten zur Ehre Gottes.

Erik Wolgemuth und seinen Kollegen von *Wolgemuth and Associates* danke ich für ihre Partnerschaft und Unterstützung, für ihre scharfsinnigen Einschätzungen während der Entwicklung dieses Projekts und für ihre Bereitschaft, mir während des gesamten Prozesses Feedback zu geben.

Pastor Jefrey Jensen hat maßgeblich zu meinem Verständnis der Heiligen Schrift beigetragen. Jefrey, danke, dass Du Deine Gaben mit unserer Gemeinschaft von Gläubigen teilst und uns immer auf das Evangelium hinweist.

Meiner Gemeinde, der *Our Savior Lutheran Church* in Topsfield, Massachusetts, und besonders meiner Kleingruppe danke ich für ihre Offenheit und Bereitschaft, gemeinsam als Brüder und Schwestern in Christus zu wandeln und zu versuchen, einander zu lieben, weil er uns zuerst geliebt hat.

Mein besonderer Dank gilt Roxi Green-Iyawe und ihrer lieben Familie. Sie erlaubten mir, Davids Geschichte zu erzählen, und redigierten für mich die relevanten Kapitel, auch wenn die Erinnerung an manche Dinge für sie nicht leicht war. Roxi, ich danke dem Herrn, dass die Liebe zu unserem verstorbenen Bruder uns als Schwestern zusammengebracht hat. Gottes Segen und Liebe für Dich!

Obwohl ich nun einen Lebensabschnitt außerhalb des Krankenhauses begonnen habe, prägen mich die Erinnerungen an meine Patienten noch immer. Ich bin denjenigen, die sich im Laufe der Jahre meiner Pflege anvertraut haben, für immer dankbar. Danke für das Privileg, mit Ihnen durch einige der schwierigsten Momente des Lebens gegangen sein zu dürfen!

Die Redakteure der *Gospel Coalition* und von *Desiring God* haben mir im Laufe der Jahre so viel Ermutigung, Unterstützung und klugen Rat beim Schreiben geschenkt. Danke für Eure Geduld und Führung und für Eure Hingabe, den Herrn durch das geschriebene Wort zu verherrlichen.

Meinem Ehemann Scottie, mit dem ich nun mehr als die Hälfte meines Lebens geteilt habe, danke ich für seine Geduld und Liebe, die mir in den schwierigen Zeiten im Krankenhaus einen Halt gegeben hat und mich auch weiterhin festhalten, wenn ich die Erinnerungen daran noch einmal durchlebe.

Schließlich gebührt mein größter Dank Gott, der in Christus alle Dinge neu macht. Möge sein Name für immer gepriesen werden!

Anhang 1

Verse zum Auswendiglernen für einen Krankenhausaufenthalt

Wer im Krankenhaus liegt und mit Problemen zu kämpfen hat, braucht mehr denn je die Gewissheit der Realität der Güte Gottes und seiner unerschütterlichen Liebe, aber ein Krankenhausaufenthalt oder die Belastung einer schweren Krankheit lässt keine ausführliche Exegese zu. Wir brauchen die Kraft des Wortes Gottes, die unsere Seelen zu ihm erhebt, und zwar in Dosierungen, die unser durch die Krankheit in Mitleidenschaft gezogener Verstand verkraften kann.[33]

Hier sind zehn Bibelstellen, die Gottes Liebe zu uns durch Christus veranschaulichen, um dich durch den Sturm einer schweren Krankheit zu tragen. Bewahre sie in deinem Herzen.

Der HERR ist mein Fels und meine Burg und mein Retter, mein Gott, mein Hort, bei dem ich mich berge, mein Schild und das Horn meines Heils, meine Festung. (Psalm 18,3)

---

33 Dieser Anhang wurde mit Genehmigung adaptiert von: „Verses to Memorize for the Hospital" 26. September 2018, desiringGod.org, https://www.desiringgod.org/articles/verses-to-memorize-for-the-hospital.

Auch wenn ich wandere im Tal des Todesschattens, fürchte ich kein Unheil, denn du bist bei mir; dein Stecken und dein Stab, sie trösten mich. (Psalm 23,4)

Gott ist uns Zuflucht und Stärke, als Beistand in Nöten reichlich gefunden. Darum fürchten wir uns nicht, wenn auch die Erde erbebt und die Berge mitten ins Meer wanken. Mögen seine Wasser tosen und schäumen, die Berge erbeben durch sein Aufbäumen! (Psalm 46,2-4)

Mag auch mein Leib und mein Herz vergehen – meines Herzens Fels und mein Teil ist Gott auf ewig. (Psalm 73,26)

Ich hebe meine Augen auf zu den Bergen. Woher wird meine Hilfe kommen? Meine Hilfe kommt vom HERRN, der Himmel und Erde gemacht hat. (Psalm 121,1-2)

Ich bin die Auferstehung und das Leben; wer an mich glaubt, wird leben, auch wenn er gestorben ist; und jeder, der da lebt und an mich glaubt, wird nicht sterben in Ewigkeit. (Johannes 11,25-26)

Denn ich bin überzeugt, dass weder Tod noch Leben, weder Engel noch Gewalten, weder Gegenwärtiges noch Zukünftiges, noch Mächte, weder Höhe noch Tiefe, noch irgendein anderes Geschöpf uns wird scheiden können von der Liebe Gottes, die in Christus Jesus ist, unserem Herrn. (Römer 8,38-39)

Deshalb ermatten wir nicht, sondern wenn auch unser äußerer Mensch aufgerieben wird, so wird doch der innere Tag für Tag erneuert. Denn das schnell vorübergehende Leichte unserer Bedrängnis bewirkt uns ein über die Maßen überreiches, ewiges Gewicht von Herrlichkeit, da wir nicht das Sichtbare anschauen, sondern das Unsichtbare; denn das Sichtbare ist zeitlich, das Unsichtbare aber ewig. (2. Korinther 4,16-18)

Gepriesen sei der Gott und Vater unseres Herrn Jesus Christus, der nach seiner großen Barmherzigkeit uns wiedergeboren hat zu einer lebendigen Hoffnung durch die Auferstehung Jesu Christi aus den Toten zu einem unvergänglichen und unbefleckten und unverwelklichen Erbteil, das in den Himmeln aufbewahrt ist für euch, die ihr in der Kraft Gottes durch Glauben bewahrt werdet zur Rettung, die bereitsteht, in der letzten Zeit offenbart zu werden. (1. Petrus 1,3-5)

Und er wird jede Träne von ihren Augen abwischen, und der Tod wird nicht mehr sein, noch Trauer noch Geschrei noch Schmerz wird mehr sein; denn das Erste ist vergangen. Und der, welcher auf dem Thron saß, sprach: Siehe, ich mache alles neu. Und er spricht: Schreibe! Denn diese Worte sind gewiss und wahrhaftig. (Offenbarung 21,4-5)

Anhang 2

Die richtigen Worte finden

Was aber aus dem Mund herausgeht,
kommt aus dem Herzen hervor,
und das verunreinigt den Menschen.
MATTHÄUS 15,18

Der Dienst an Kranken erlaubt uns, unsere Nächsten in ihren verletzlichen Momenten zu lieben und dadurch Gottes Barmherzigkeit widerzuspiegeln (Matthäus 22,39; Markus 12,31; Jakobus 5,13-15). Leider sind unsere Bemühungen, den Kranken zu helfen, allzu oft durch Ungeschicklichkeit getrübt. Aus Unbehagen und weil wir verzweifelt versuchen wollen, die Situation zu meistern, füllen wir die Stille mit Ratschlägen oder hohlen Phrasen, die diejenigen entmutigen, die wir doch eigentlich aufrichten wollen.[34]

Sowohl als Ärztin als auch als Freundin habe ich in diesem Bereich schon kläglich versagt. Ich habe oft genau das Falsche gesagt und wurde Zeuge der negativen Auswirkungen. Im Laufe der Zeit haben diejenigen, die es mit mir ausgehalten haben, mir

---

34 Dieser Anhang wurde mit Genehmigung adaptiert von „What Not to Say to Someone in the Hospital", 25. August 2018, desiringGod.org, https://www.desiringgod.org/articles/what-not-to-say-to-someone-in-the-hospital.

einige Punkte aufgezeigt, die man sich merken sollte. Wenn wir die Tür des Krankenzimmers öffnen, können die folgenden Vorschläge helfen, die Menschen, die wir lieben wollen, aufzubauen, statt sie niederzuschmettern.

Sechs Dinge, die man *nicht* sagen sollte

1. „Weißt du, was du machen solltest? Du solltest _____ ausprobieren."

Ein Krankenhausbesuch ist nicht der richtige Zeitpunkt, um einem Freund oder einer Freundin Therapien zu empfehlen, von denen du auf Pinterest oder von deiner Cousine dritten Grades erfahren hast. Ein Krankenhausaufenthalt setzt eine komplizierte Krankheit voraus und beinhaltet eine ständige Flut von Überwachungsmaßnahmen, invasiven Tests und ein Gewimmel medizinischen Fachpersonals. Die meisten Menschen fühlen sich in dieser Umgebung überfordert, erschöpft und verängstigt, und ein hausgemachtes oder rezeptfreies Mittel als Antwort vorzuschlagen wirkt schnell erniedrigend.

2. „Mach dir keine Sorgen. Das wird schon wieder."

Versprich nicht, dass alles wieder gut wird – es sei denn, du verfügst über fundierte klinische Kenntnisse bezüglich der Situation deines Freundes. Die Wahrheit ist, dass trotz unserer inbrünstigen Gebete die Dinge vielleicht *nicht* in Ordnung kommen; und das Gegenteil zu behaupten verbietet den Menschen, ihre Ängste zu äußern. Wenn eine Freundin mit einer sehr realen Lebensbedrohung zu tun hat, nimmt man ihre Sorgen nicht ernst, wenn man vorschnell leere Versprechungen ausspricht. Und damit lässt man sie mit ihren Ängsten und Sorgen im Regen stehen.

Vermeide ebenso Ansagen wie „Du musst kämpfen!". Die Überwindung von Krankheit hängt oft von Einflüssen ab, die außerhalb unserer Kontrolle liegen, und nicht von schierer Hartnäckigkeit. Die Physiologie und die bösartigen Zellen bestimmen den Krankheitsverlauf, nicht die Charaktereigenschaften eines Menschen. Wenn wir die Genesung fälschlicherweise als eine Frage des Willens darstellen, setzen wir eine Verschlechterung der Krankheit mit persönlichem Versagen gleich.

3. „Ich weiß, wie du dich fühlst."
Selbst wenn du eine ähnliche Krankheit erlebt hast, solltest du dir nicht anmaßen, genau zu wissen, wie sich dein Freund fühlt. Krankheitsgeschichten verlaufen nicht für alle Menschen nach dem gleichen Muster. Das Erleben einer bestimmten Krankheit ist von Mensch zu Mensch unterschiedlich, wobei das individuelle Temperament, Wertvorstellungen, Ängste und frühere Erfahrungen einen erheblichen Einfluss ausüben. Statt einem Freund zu versichern, dass du ihn verstehst, frage ihn, wie er sich fühlt. Höre gut zu und zeige *Mitgefühl*. Der Fokus sollte auf deinem Freund liegen, nicht auf dir.

4. „Sag Bescheid, wenn ich irgendwie helfen kann."
Das scheint auf den ersten Blick eine harmlose und vielleicht sogar hilfreiche Aussage zu sein. Doch die Gefahr lauert in der Formulierung. Erstens weiß man nicht, ob sie wirklich aufrichtig gemeint ist. Zweitens verlangt sie von einem kränkelnden und bereits überforderten Freund, dass er sich überlegt, wie du nützlich sein kannst.

Wer im Krankenhaus liegt, braucht Hilfe. Er braucht Gemeinschaft und die Gewissheit, dass seine Krankheit ihn nicht definiert.

Man braucht Menschen, die sich um die alltäglichen Pflichten des Lebens kümmern, die einen schnell überwältigen, wenn man im Krankenhaus festsitzt – die sich ansammelnden Rechnungen, der leere Futternapf, die verwelkenden Blumen im Garten. *Aber die Bürde, Aufgaben zu delegieren, sollte nicht auf denjenigen fallen, der im Krankenhaus leidet.* Bitte deine Freundin nicht, sich bei Bedarf bei dir zu melden; überlege stattdessen, was sie brauchen könnte, und melde dich freiwillig. Besser noch: Sei dafür bekannt, dass man dich jederzeit um jede Art von Gefallen bitten kann.

5. „Du siehst toll/furchtbar aus!"

Kommentare zum Aussehen spiegeln eher unsere eigenen vorgefassten Meinungen wider als den Krankheitsverlauf eines Freundes. Im besten Fall bieten sie wenig Trost, im schlimmsten Fall verletzen sie. Wie auch immer, Kommentare über das äußere Erscheinungsbild können einen Freund davon abhalten, dir zu erzählen, wie es ihm tatsächlich geht. Gut auszusehen und sich gut zu fühlen sind zwei verschiedene Dinge.

6. Kommentare zu den Ärzten oder Pflegern ohne die Erlaubnis der Freundin.

Wenn sie dich nicht ausdrücklich darum bittet, im Zimmer zu bleiben, solltest du hinausgehen, wenn ein Arzt deine Freundin aufsucht. Das tägliche Brot der Mediziner beinhaltet sensible und persönliche Fragen, und es könnte der Patientin unangenehm sein, sie in deiner Gegenwart zu beantworten. Ein Besuch gewährt dir keine Informationsrechte. Respektiere die Privatsphäre der Patientin.

Fünf Möglichkeiten zu helfen

Menschen, die mit Krankheit zu kämpfen haben, müssen dringend an die Gnade Gottes erinnert werden. Hören und Zuhören sind effektivere Mittel, um im Krankenhaus das Evangelium zu bezeugen, als wenn man selbst redet und seine eigene Meinung vertritt.

Die folgenden Punkte können uns als Leitlinien dienen:

1. Bete.

Umgib deinen kranken Freund mit Gebet. Betet gemeinsam. Bete für ihn. Versichere ihm, dass du ihn regelmäßig vor unseren auferstandenen Herrn bringst, der alles neu macht (Offenbarung 21,5).

2. Diene mit deiner Gegenwart.

An manchen Tagen muss eine Freundin vielleicht ihre Sorgen mit dir teilen. An anderen Tagen schätzt sie vielleicht einfach einen Begleiter, der neben ihr sitzt, während sie fernsieht. In allen Fällen solltest du versuchen, ein Gespür dafür zu entwickeln, was sie gerade möchte, und einfach bei ihr sein, statt ihre Probleme zu lösen. Sei verfügbar, höre ihr gut zu und zeige Verständnis. Steh an ihrer Seite, weil du sie als das liebenswerte, einzigartige, wunderbare Ebenbild Gottes siehst, als das er sie geschaffen hat. Behandele sie als eine Schwester in Christus und nicht als ein Projekt.

3. Achte die Bedürfnisse des Patienten mehr als deine eigenen.

Mit einer Krankheit zu kämpfen ist anstrengend. Besuche deinen Freund nur, wenn er bestätigt hat, dass er Gesellschaft wünscht. Achte auf nonverbale Signale und geh weg, wenn er müde wirkt. Frage ihn, was ihm hilft und was nicht. Fordere ihn auf, dir zu sagen, wann du gehen solltest. Höre vor allem auf seine Wünsche. Drücke dein Mitgefühl aus und höre dann weiter zu. Überlasse ihm den Verlauf des Besuches.

4. Lass deine Besuche von Gottes Wort durchdrungen sein.
Wenn man Bibelverse mit Bedacht auswählt, kann die Schrift diejenigen ermutigen, die voller Verzweiflung sind. Psalmen und Loblieder haben eine erbauliche Wirkung. Dies ist nicht die Zeit für lange Auslegungen und für Bibelstudium, aber kurze Abschnitte, die Gottes Gnade und unsere Hoffnung in Christus hervorheben, können einen Freund im Krankenhausnachthemd aufrichten. Das Angebot, die Bibel vorzulesen, ist besonders wichtig für diejenigen, die aufgrund ihrer Krankheit nicht selbst in der Bibel lesen können. Bringe Hörbücher der Bibel mit, wenn du jemanden besuchst. Biete an, gemeinsam seine Lieblingslieder zu singen. Hilf ihm, das Wort in seinem Herzen zu verankern.

5. Bestätige die Identität deiner Freundin in Christus.
Lass nicht zu, dass die Krankheit die Identität deiner Freundin bestimmt. Behandele sie so, wie du es immer getan hast, bevor sie krank wurde. Scherze mit ihr, wie du es immer getan hast. Redet über gemeinsame Freunde, Lieblingserinnerungen, die gewöhnlichen Dinge des Lebens. Sprich nie so mit ihr, als hätte die Krankheit ihre Identität verändert, sondern versichere ihr vielmehr, dass sie durch den Glauben an Christus erneuert wurde. Erinnere sie daran, dass sie vor dem großen Arzt, der die Welt durch seine Wunden heilt, untadelig ist und von ihm geliebt wird.

Stichwortverzeichnis

Bibelstellenverzeichnis

2,1   56
2,6-7   105
3,10   102
4,2   95
4,9   103
4,10-11   103

Micha
5,2   148

Sacharja
4,8-10   118

Matthäus
3,17   132
4,4   65, 70
4,23   87
5,48   64
6,28-30   78
11,2-6   134
11,25   193
11,28-30   187, 195
12,38-41   102
12,40-41   105
15,18   213
16,24-25   205
17,5   132
20,28   168
22,36-40   204
22,39   213
26,27-28   162, 167
26,38   81, 91
26,39   91
27,43   133
27,46   92, 131
27,51   121
28,20   27

Markus
10,18   150
11,24   87
12,31   213
14,34   132
14,36   132

Lukas
1,49   20
3,22   62
4,40   87
9,31   167
11,11-13   68–69
11,13   69
15,20   64
22,19   11, 36
22,44   81, 91
22,51   159
23,34   159
23,45-46   112
24,40-42   93

Johannes
Evangelium   26
1,1   62
1,12   149
3,16   10, 133, 167
4,10   185
4,13-14   185
4,14   179, 185
6,35   71
6,51   71
7,38   35
8,12   178
8,34-36   167
8,58   132
10,18   56
11   90

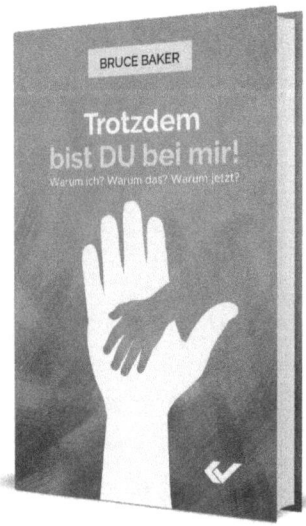

Bruce Baker
Trotzdem bist DU bei mir!
Warum ich? Warum das?
Warum jetzt?
Gb., 144 S., 12 x 18,7 cm
Best.-Nr. 271749
ISBN 978-3-86353-749-4

Bruce Baker leidet an der unheilbaren tödlichen Krankheit ALS. Dennoch erlebt er Frieden und Freude auch im Angesicht des Todes. Dabei macht er klar: Was ihn anders macht, ist nicht, wer er ist, sondern wen er kennt und was er versprochen hat.

Baker schreibt für Menschen, die gezwungen sind, sich mit Tod und Sterben auseinanderzusetzen. Manche nennen das einen Fluch. Baker nennt es ein Geschenk. Finden Sie in diesem persönlichen und berührenden Buch heraus, warum!

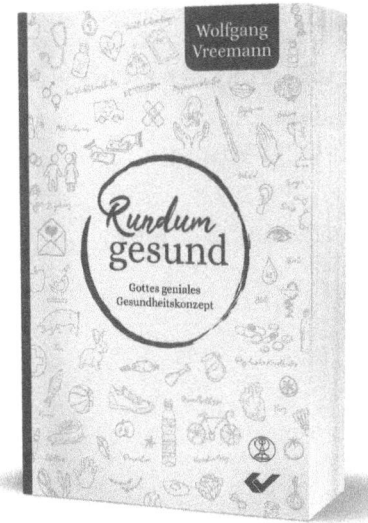

Wolfgang Vreemann
Rundum gesund
Gottes geniales
Gesundheitskonzept
Pb., 272 S., 13,5 x 20,5 cm
Best.-Nr. 271576
ISBN 978-3-86353-576-6

Gesundheit – ein großes Thema unserer Zeit. Dr. Vreemann zeigt uns Gottes geniales Gesundheitskonzept, das sich in der Bibel versteckt, anfangend bei den Gesundheitsregeln der Wüstenwanderung Israels bis zu den Empfehlungen des Neuen Testaments, wie wir unsere Seele gesund halten können. Sie sind so originell wie hochaktuell und zeigen, dass Gott uns zu jedem Lebensbereich etwas zu sagen hat. Darüber hinaus gibt der Autor einen Ausblick, was Medizin kann und was nicht.

Denn wer wäre nicht gerne „rundum gesund"?

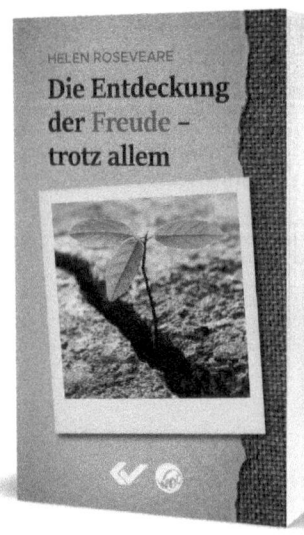

Helen Roseveare
**Die Entdeckung der Freude –
trotz allem**
Tb., 96 S., 11 x 18 cm
Best.-Nr. 271769
ISBN 978-3-86353-769-2

Jakobus schreibt: „Haltet es für lauter Freude, meine Brüder, wenn ihr in mancherlei Versuchungen geratet." Versuchungen, schwere Momente, ja, sogar Leid als Gottes Willen anzunehmen fällt uns schon schwer genug, aber dann auch noch Freude empfinden? Das erscheint uns oft genug unmöglich.

Die Autorin Helen Roseveare verbrachte zwei Jahrzehnte als Ärztin und Missionarin im Kongo und machte dort viele wunderbare, aber auch viele schreckliche Erfahrungen. Berührend und ehrlich beschreibt sie, wie sie tatsächlich durch Gottes Gnade lernte, in seiner Freude zu leben und so auch die schlimmsten Krisen zu überstehen.

Ein Buch, das Mut macht und Hoffnung spendet, auch im schlimmsten Leid ganz auf Gott zu vertrauen!

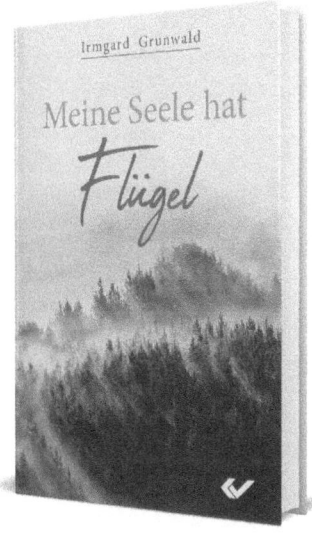

Irmgard Grunwald
Meine Seele hat Flügel
Gb., 176 S., 11 x 17 cm
Best.-Nr. 271533
ISBN 978-3-86353-533-9

Die Autorin erlebte trotz ihrer langjährigen Erkrankung an ALS jeden Tag die Liebe und Fürsorge Gottes. So verzweifelte sie nicht, sondern blickte sogar mit Humor auf ihren Alltag, an dem sie den Leser in ihren mal amüsanten, mal nachdenklich stimmenden Kolumnen teilhaben lässt.